AF404185

DE

L'APPENDICITE PERFORANTE AIGUË

ET

DE SON TRAITEMENT

PAR

Le Dr Paul LASSERRE

LYON

ALEXANDRE REY, IMPRIMEUR-ÉDITEUR DE L'UNIVERSITÉ

4, RUE GENTIL, 4

1898

DE
L'APPENDICITE PERFORANTE AIGUË
ET
DE SON TRAITEMENT

DE

L'APPENDICITE PERFORANTE AIGUË

ET

DE SON TRAITEMENT

PAR

Le D' Paul LASSERRE

LYON

ALEXANDRE REY, IMPRIMEUR-ÉDITEUR DE L'UNIVERSITÉ

4, RUE GENTIL, 4

1898

A cette belle Faculté de Lyon, où nous ne fîmes qu'achever nos études, nous reçûmes de tous un bienveillant accueil.

Nous voulons, avant d'entrer dans notre sujet, remercier vivement M. le professeur Poncet, si bienveillant, qui veut bien nous faire l'honneur de présider notre thèse, après nous en avoir inspiré l'idée et procuré les moyens de l'écrire.

M. le professeur agrégé Courmont nous permettra de lui exprimer ici les sentiments de respectueuse sympathie qu'il nous a inspirés, et de lui dire notre reconnaissance pour l'intérêt qu'il a bien voulu nous porter

Nous avons reçu de M. le professeur agrégé Rollet plus qu'un bon accueil ; nous en garderons toujours le souvenir.

A nos maîtres d'Alger, enfin, M. le professeur Bruch, directeur de l'Ecole, M. le professeur Gémy, M. le professeur Merz, qui a guidé nos premiers pas en obstétrique, M. le professeur Curtillet, à qui nous sommes particulièrement redevable, nous sommes heureux d'adresser un dernier remerciement pour leurs bonnes leçons que nous voudrions suivre encore.

INTRODUCTION

Sous le nom d'appendicite perforante aiguë, nous entendons cette variété d'appendicite particulièrement infectieuse, qui s'accompagne rapidement, souvent dans les premières quarante-huit heures, de la perforation de l'appendice dans la cavité péritonéale. Cette forme, que M. Poncet considère comme à peu près fatalement mortelle, ne saurait être, la plupart du temps, diagnostiquée avant l'ulcération térébrante de l'organe; il est permis cependant de supposer dans certains cas ce mode de terminaison. De cette notion découle une intervention chirurgicale des plus hâtives, presque d'urgence, et il nous a paru faire œuvre utile en nous appuyant sur quelques observations inédites d'appendicite perforante aiguës, empruntées à M. le professeur Poncet, d'appeler de nouveau l'attention sur ces cas d'une gravité extrême et de présenter à leur sujet quelques considérations thérapeutiques.

A la dernière discussion de l'Académie de médecine, M. le professeur Dieulafoy affirmait encore « qu'il n'y a pas de traitement médical de l'appendicite » et, M. Dumontpallier que « la chirurgie n'a que de rares occasions de se manifester dans une affection qui, quatre-vingt-quinze fois sur cent, guérit toute seule ».

C'est dans la variété des formes affectées par l'appendicite qu'il faut évidemment chercher la raison de telles divergences, et entre ces deux affirmations extrêmes il y a place pour des opinions plus tempérées.

Partisan en principe, après notre maître, M. le professeur Poncet, de l'intervention chirurgicale, nous pensons que cette intervention s'impose de façon plus ou moins immédiate suivant les divers cas cliniques. S'il est permis de temporiser devant une simple colique appendiculaire, le chirurgien doit relever ses manches et saisir sans plus tarder son bistouri devant les formes graves.

La question serait fort simple et l'accord vite établi si les diverses formes de l'appendicite se présentaient toujours avec le même tableau clinique, si chacune d'elles était, dès le début, reconnaissable à un symptôme caractéristique. Malheureusement il n'en est pas ainsi, et telle colique appendiculaire douloureuse jusqu'à la syncope ne sera pas suivie d'autre accident, tandis qu'une appendicite sans réaction marquée évoluera sourdement, fatalement, vers la perforation, vers la mort.

On conçoit toute l'importance du diagnostic de ces formes graves, de ces appendicites perforantes mortelles à bref délai et surtout de leur diagnostic précoce, car de la rapidité de l'intervention dépendra souvent la vie du malade. Le nœud de la question tant discutée du traitement des appendicites est là : savoir *au début* quelle évolution subira l'affection. En présence de quelle variété se trouve-t-on ?

Nous nous proposons d'étudier l'appendicite suraiguë

perforante, et plus particulièrement la phase pré-péritonitique, de rechercher si dans cette phase quelque symptôme n'existe pas qui puisse faire prévoir la perforation.

Dans ce modeste travail, un premier chapitre rappelle brièvement quelques notions anatomiques et physiologiques sur l'appendice.

Dans un deuxième, après un court tableau des appendicites aiguës nous donnons une description plus complète de la forme perforante.

A l'aide de cette description vient une série d'observations dont quelques-unes sont dues à notre bienveillant professeur M. Poncet, et les autres empruntées à différents auteurs.

Un quatrième paragraphe est consacré au diagnostic. Nous analysons point par point les divers symptômes des appendicites aiguës, cherchant si la forme qui nous intéresse ne présente pas quelque signe différentiel dès le début.

Le traitement avec les indications qu'il comporte est enfin étudié dans un dernier chapitre.

DE

L'APPENDICITE PERFORANTE AIGUË

ET

DE SON TRAITEMENT

CHAPITRE PREMIER

L'APPENDICE

L'appendice iléo-cœcal ne se rencontre que chez l'homme et le singe. Il apparaît vers la dixième semaine, quarante à cinquante jours après le cœcum.

Il naît sur l'extrémité libre du cœcum, à l'endroit où s'entre-croisent les trois bandelettes longitudinales, à la partie postérieure et interne. Il est cylindrique, mais présente assez souvent des bosselures ou une légère dilatation. Il est ordinairement recourbé, et disons en passant que l'appendicite chronique cause des déformations de ce genre, mais plus accusées.

Sa longueur moyenne est de 8 à 10 centimètres, et son calibre peut atteindre par la distension le volume d'une grosse plume d'oie.

Le péritoine qui entoure le cœcum enveloppe aussi l'appendice et lui forme un court méso de forme triangulaire, dans lequel chemine l'artère appendiculaire. Ce repli péritonéal relie l'appendice à la portion terminale de l'intestin grêle. A la face antérieure du méso-appendice, le péritoine forme le repli iléo-appendiculaire de Jonnesco; on trouve encore à la base de ce méso un ganglion lymphatique situé entre les deux feuillets de la séreuse.

La situation de l'appendice est extrêmement variable, mais on peut, avec M. Testut, considérer quatre types principaux. Tantôt l'appendice est relevé en avant ou en arrière du cœcum, tantôt il descend dans la fosse iliaque; il peut aussi se diriger vers la terminaison de l'intestin grêle, ou en dehors du cæcum. Le type ascendant se rencontre 13 fois sur 100, le type descendant 41,5 sur 100, le type interne 26 et le type externe 17 fois sur 100. L'appendice s'enroule fréquemment autour de l'iléon, se relève quelquefois derrière le cæcum (comme la queue d'un chien sous le ventre) — ce serait, d'après Clado la situation habituelle — et contracte dans quelques cas des adhérences avec l'épiploon, l'ovaire, etc.

Disons encore que l'appendice comprend de dehors en dedans :

1º Une tunique séreuse péritonale;

2º Une couche musculeuse, formée de deux plans de fibres lisses, l'externe longitudinale, l'interne circulaire;

3º Une couche conjonctive très épaisse, pourvue en fibres élastiques, ce qui explique le faible degré d'extensibilité de ce tissu. Elle présente de nombreux orifices vasculaires et une grande quantité de fentes lymphatiques;

4º Une muqueuse composée de trois couches :

a) Une superficielle épithéliale, à cellules cylindriques;

b) Une externe musculaire;

c) Une couche intermédiaire dans laquelle s'enfoncent

des glandes en tube à épithélium mucoïde. Ces glandes, de plus en plus nombreuses à mesure que l'on approche de l'extrémité de l'appendice, arrivent au contact en ce point. Les follicules clos sont également nombreux et très développés.

L'artère qui provient de l'arcade terminale de la mésentérique supérieure, gagne l'extrémité de l'appendice en suivant le bord interne de son méso. Les veines se suivent sur le trajet des artères et vont se jeter dans les veines cæcales. Quant aux nerfs, on a trouvé seulement des filets nerveux accompagnant l'artère dans le méso-appendice.

La physiologie de l'appendice est peu connue et son rôle mal défini. Dès 1751, Sabatier, après une description exacte de l'appendice, le considère comme une glande qui verse dans le cæcum un liquide propre à lubrifier les parois, à ramollir les éléments qui y séjournent.

La présence d'éléments musculaires dans les parois de l'appendice, fait supposer que cet organe est contractible. La pression directe d'eau froide immédiatement après la mort éveille, en effet, des contractions manifestes dans des sens variables (Clado).

D'autre part, il existe une prédominance très nette de l'élément sécrétoire et, à l'état normal, l'appendice est rempli de mucus; exceptionnellement, on y trouve des corps étrangers. La disposition de la valvule de Gerlach s'oppose d'ailleurs dans une certaine mesure à la pénétration de ces corps étrangers.

On est autorisé à considérer, suivant l'ancienne hypothèse de Sabatier, l'appendice comme une glande qui pourrait même avoir un rôle actif dans la digestion. L'appendice serait, grâce au *bacillus coli communis*, une glande à secrétion zymotique qui chasserait activement son contenu dans le cæcum (Clado).

L'appendice présente des propriétés physiques intéressantes au point de vue de sa pathologie. Ses parois présentent une inextensibilité remarquable qui permet d'expliquer les phénomènes d'étranglement interne, á la suite d'inflammations appendiculaires et surtout la gangrène des parois de l'appendice consécutive à l'accumulation de produits d'exsudation dans sa cavité.

CHAPITRE II

LA FORME SURAIGUË DE L'APPENDICITE PERFORANTE

Les appendicites aiguës se présentent d'ordinaire dans un appareil symptomatique très simple. Voici le type clinique le plus habituel.

Un homme, le plus souvent un adolescent, jouissant d'une bonne santé ordinaire ou affecté depuis quelque temps de troubles intestinaux mal définis, est subitement pris de coliques. Mais ces coliques ont un siège spécial, la fosse iliaque droite, et un point douloureux maximum, en dedans de l'épine iliaque antéro-supérieure, entre ce point et l'ombilic. Cette crise est le plus souvent accompagnée de quelques vomissements alimentaires ou bilieux. Les muscles de la paroi contracturés défendent la cavité abdominale, la fièvre est en général peu intense. Puis ces coliques se calment et il ne reste plus pendant quelques jours qu'un point légèrement douloureux, accompagné d'une sensation d'endolorissement diffuse de toute la région.

Le plus souvent (95 fois sur 100, si l'on en croit M. Dumontpallier), les choses en restent là et la bonne santé revient rapidement. Mais d'autres fois, l'affection, après avoir évolué d'une manière sourde et semi-latente, affecte tout-à-coup une marche plus aiguë. D'autres fois encore, la douleur, d'abord diffuse à l'abdomen entier, se concentre dans la fosse iliaque droite. La fièvre s'élève au bout de quelques jours et affecte le type rémittent avec exacerbations vespérales. A ce moment, la palpation de la région atteinte montre la disparition de la défense musculaire et l'apparition d'un empâtement plus ou moins étendu ou même d'une tumeur. La constipation habituelle peut faire place à des selles diarrhéiques. La réunion de tous ces signes indique nettement l'existence d'une collection purulente dans le côté droit du ventre.

Mais dans d'autres cas, plus fréquents, malheureusement, que ne le pense M. Dumontpallier, une péritonite généralisée suit de très près l'apparition des premiers symptômes et une mort rapide en est la conséquence ordinaire. *C'est la forme suraiguë perforante*, la plus facile peut-être à diagnostiquer, car ses symptômes et son évolution présentent une uniformité remarquable.

Symptomatologie. — M. Talamon, à qui nous ferons des emprunts nombreux, distingue deux périodes bien nettes ; une période préparatoire qui précède la perforation, période de colique appendiculaire ; une période péritonitique qui suit la rupture de l'appendice.

Cette division très rationnelle à coup sûr, n'a peut-être pas en clinique une rigueur absolue, car, ainsi que nous le verrons dans plusieurs observations, la première période peut être si courte qu'on se demande si elle a existé ; et l'on n'assiste qu'à la phase péritonéale.

D'autre part, le péritoine non directement affecté réagit quelquefois avec une telle intensité dans la première période qu'il peut laisser le praticien dans l'embarras. Y a-t-il ou non péritonite? on est quelquefois amené à se poser cette question sans pouvoir la résoudre d'une façon bien sûre.

Enfin, il n'est pas toujours possible de dire à quel moment s'est produite la perforation et à quelle heure s'est installée la phase péritonitique.

La première période se prolonge généralement pendant deux ou trois jours. A la suite d'une indigestion, d'un refroidissement, d'un traumatisme et le plus souvent sans qu'on puisse invoquer une étiologie bien nette, un sujet robuste et bien portant est pris d'une crise de douleurs abdominales. Ces coliques tantôt violentes, tantôt plus sourdes et plus tolérables, sont rapidement suivies de quelques vomissements alimentaires ou bilieux, porracés même. Elles ont, dans la majorité des cas, leur maximum d'intensité dans la fosse iliaque droite, mais elles peuvent aussi être péri-ombilicales, diffusées à l'abdomen tout entier, et même, ce qui est de nature à écarter l'idée d'appendicite, siéger particulièrement dans la fosse iliaque gauche.

Ces douleurs persistent avec une intensité variable pendant deux ou trois jours, quelquefois avec des rémissions assez marquées pour faire croire à une guérison définitive.

Elles sont accompagnées, surtout quand elles sont très intenses, d'une constipation opiniâtre (fait assez important sur lequel nous reviendrons à propos de la pathogénie et du diagnostic), d'autres troubles digestifs, de signes d'embarras gastrique : la langue est blanche, la bouche mauvaise, le malade manque d'appétit ; mais la fièvre, si elle existe, est peu marquée. C'est le léger mouvement fébrile déterminé par toute douleur violente.

Cette période correspond pour M. Talamon, à l'engagement du calcul stercoral dans l'appendice et au travail de destruction microbienne des parois qui en est la conséquence.

Au bout d'un, deux ou trois jours, un changement brusque se produit ; la douleur abdominale qui s'était calmée reparaît avec une extrême intensité et une localisation bien nette dans la fosse iliaque droite. A la suite d'un effort, d'une exploration ou même souvent sans cause apparente, le malade pousse un cri, se renverse sur son lit, et cette douleur intolérable se répand rapidement dans tout l'abdomen. Tel est le début de cette période, la péritonite s'installe à la suite de la perforation, et dès lors les symptômes sont ceux de toute péritonite de ce genre.

Mais il arrive fréquemment que les douleurs de la première période, très intenses, masquent la crise de la perforation, et quelquefois aussi le malade déjà souffrant ne réagit plus d'une manière aussi marquée.

C'est malheureusement le plus souvent au début de cette phase péritonitique qu'est appelé le chirurgien, qui n'éprouve aucune difficulté à porter le diagnostic.

La douleur s'est diffusée à tout l'abdomen, qui est devenu d'une sensibilité exquise ; le contact des draps ne peut être supporté et l'emploi d'un cerceau est nécessaire. Le côté droit du ventre est cependant un peu plus douloureux, et cette douleur est continue avec des moments d'exacerbation. La pression de la main l'exagère et surtout dans la fosse iliaque droite ; l'exploration arrache des cris au malade qui supplie de ne pas continuer et demande instamment l'opération.

Cet abdomen si douloureux n'est cependant pas ballonné, comme on le croirait volontiers ; il est plat au contraire et parfois presque excavé, mais offre une grande résistance à la pression, surtout dans la fosse iliaque droite ; le météorisme ne se produit que si la maladie se prolonge au delà de cinq à six jours. Peut-être ce peu de ballonnement est-il dû à ce que l'appendicite survient fréquemment chez de jeunes sujets, à paroi abdominale d'autant plus résistante que la douleur tend à faire contracturer les muscles. La paroi abdominale est tendue, non par dilatation, mais par contraction ; de plus, cette contraction s'accuse davantage sous la pression de la main. Cet état particulier, dû à la contracture rigide des muscles abdominaux, a été justement qualifié de *vigilance,* de *défense musculaire* (Dieulafoy).

Nous ajouterons encore deux signes découverts par M. Potherat, auxquels ce chirurgien attache une importance capitale. Ces deux phénomènes sont : la *vascularisation anormale* de la paroi abdominale dans la région inguino-iliaque droite et l'*œdème* de cette paroi.

Les vaisseaux sous-cutanés, tributaires de la sous-cutanée abdominale et de la circonflexe iliaque, sont plus apparents à droite qu'à gauche, et la pression du doigt laisse dans la peau à ce niveau, une empreinte très fugace, mais indéniable qu'il est impossible de reproduire à gauche.

Cette vascularisation et cet œdème suffisent à M. Potherat pour affirmer qu'il y a appendicite en l'absence de tout autre symptôme de localisation au cours d'une péritonite avec hypothermie ou faible élévation de la température et à marche rapide. Ces signes existent également, mais moins marqués chez l'adulte et le vieillard dont la peau est moins blanche et moins fine *(Journal des Praticiens, 10 avril 1897)*.

Sans avoir eu l'occasion d'observer ces symptômes, nous pensons qu'ils doivent apparaître seulement à une période avancée de la maladie, quand la péritonite existe déjà, mais qu'ils permettent de fixer le diagnostic d'une manière plus précise.

La percussion qui est très douloureuse révèle partout de la sonorité, quelquefois même du tympanisme et ne fournit de renseignements que dans les périodes avancées de la maladie. On trouve alors dans la fosse iliaque droite une submatité plus ou moins marquée, due à la prédominance de l'exsudat membraneux à ce niveau et à la congestion plus intense des organes de la région.

Les troubles digestifs sont très marqués. Les vomissements qui avaient disparu avec la première crise de coliques, reparaissent avec des caractères nouveaux. Ils sont incessants et interdisent au malade l'absorption de quoi que ce soit; ils ne tardent pas à devenir porracés, fécaloïdes ou tout au moins rappelant ces derniers par leur couleur noirâtre, quelquefois jaune. Au bout de vingt-quatre à quarante-huit heures, la fréquence des vomissements se calme; toutefois, en devenant porracés ou fécaloïdes, ils deviennent plus rares, et dans les derniers jours, il n'y en a plus guère en général qu'un ou deux par vingt-quatre heures, quelquefois même ils cessent complètement.

La constipation est absolue, persistante; les purgatifs, qui sont d'ailleurs rejetés presque aussitôt, les lavements n'en peuvent venir à bout, et il n'y a pas émission de matières ni de gaz.

Cette constipation absolue, produite par une paralysie réflexe du gros intestin, peut faire croire à un étranglement interne, d'autant mieux qu'elle est le plus souvent accompagnée de vomissements fécaloïdes et d'un abaissement de la température. L'erreur, d'ailleurs excusable, a plusieurs fois été commise.

Les organes urinaires sont aussi atteints. Dans toutes les observations on note non seulement de la rétention d'urine, mais encore de l'oligurie et même de l'anurie. Mais nous pensons que ces troubles de la sécrétion urinaires ne sont pas dus seulement, comme le dit M. Talamon, à une action réflexe inhibitrice sur les organes sécréteurs, mais aussi à l'action sur le rein des produits toxiques éliminés. Le malade émet en plusieurs fois 50 à 60 centimètres cubes d'une urine foncée qui, traitée par l'acide nitrique, donne un disque d'albumine plus ou moins épais, et au-dessous un disque bleuâtre ou violet d'indican.

La perforation de l'appendice est accompagné d'un abaissement notable de la température. Cet abaissement n'est que relatif, et la courbe thermique se maintient d'une façon constante entre 38 et 39 degrés dépassant rarement ce dernier point. Dans certains cas même, elle tombe au-dessous de la normale, et le refroidissement central coïncide avec le refroidissement périphérique. Nous verrons plus loin les déductions que l'on peut tirer de cette élévation de la température au point de vue de la forme de péritonite. Le pouls oscille entre 100, 110 et 120 et ne suit pas toujours les variations de la courbe thermique.

Enfin le malade présente un facies caractéristique d'une affection abdominale aiguë, le facies hippocratique. La peau est terreuse, l'œil vitreux, profondément enfoncé sous l'orbite, la paupière inférieure est cerclée d'un arc bistré; les pommettes sont cyanosées, les lèvres bleuâtres; les extrémités sont violacées et froides; la voix est faible, cassée. Les battements du cœur sont faibles, précipités, mal frappés, réguliers cependant. Le pouls petit, dépressible, devient de plus en plus misérable. Le malade est couché, sans mouvements; il gémit sans cesse, et il est en proie à de l'anxiété respiratoire. Sa soif est intense, sa bouche sèche, sa langue est pâteuse, couverte d'un enduit sale ou d'un rouge vif, et le hoquet précurseur de la mort vient ajouter encore à ses tourments.

La péritonite par perforation de l'appendice ne se présente pas toujours avec le même tableau clinique. Elle peut affecter deux formes différentes auxquelles correspondent des lésions anatomo-pathologiques différentes : suivant qu'il y a prédominance de l'élément septique ou de l'élément purulent. La première forme, la péritonite septique diffuse, tue par intoxication; la deuxième, la péritonite purulente généralisée, amène la mort par épuisement. Il est probable que l'on doit attribuer à l'espèce ou à la virulence des micro-organismes pathogènes, cette différence de formes.

La péritonite septique est caractérisée par la rapide évolution des accidents. Elle débute comme une indigestion ; la douleur est peu vive et siège souvent à l'épigastre;

les vomissements sont assez rares. Il y a parfois de la constipation, mais plus souvent de la diarrhée, le météorisme manque souvent car la rigidité générale des muscles du ventre détermine plutôt la dureté avec aplatissement de l'abdomen. La température s'élève à 39 degrés et s'abaisse le second jour à 37. Au contraire, le pouls s'accélère et devient petit. La respiration est accélérée et abdominale. C'est dans ces cas surtout que le facies est terreux, septicémique. C'est à cette forme qu'appartiennent la prostration extrême, avec refroidissement général, l'oligurie extrême avec albuminurie et indican dans l'urine, enfin la mort rapide en quelques jours, jamais au delà de la première semaine.

Dans la forme purulente généralisée, le début est plus bruyant, la douleur spontanée plus vive et siège dans la fosse iliaque. Il y a de temps à autre des poussées plus aiguës de douleurs, de fièvre, de vomissements. Ces vomissements sont tenaces, bilieux et porracés; la constipation est plus grande que dans la forme précédente, et le météorisme plus marqué. La température centrale est plus élevée; elle peut par intervalles atteindre 40 degrés; le pouls et la température sont moins nettement dissociés, la respiration est moins abdominale (Jalaguier). La palpation est douloureuse, la percussion donne de la sonorité et on ne sent jamais de plaques d'induration iliaque. Le toucher rectal fait percevoir du liquide dans l'excavation et il y a parfois un léger œdème sous-cutané. On note enfin des envies fréquentes d'uriner, et les urines peuvent ne contenir ni albumine, ni indican.

La maladie dans cette deuxième forme, est moins redoutable; elle peut se prolonger douze, quinze jours et plus, mais aboutit fatalement à la mort, comme la forme septique si on l'abandonne à elle-même.

La laparotomie, et trop souvent l'autopsie montrent un appendice augmenté de volume, de la grosseur du petit doigt, congestionné à l'excès, d'un bleu noirâtre et presque noir, et si l'on arrive avant la perforation, on ne trouve pas d'inflammation au voisinage.

Anatomie pathologique. — L'appendice est extrêmement riche en follicules lymphatiques qui constituent une nappe presque continue de tissu réticulé sous-muqueux (Pilliet et Coste). Cette nappe est merveilleusement préparée à toutes les réactions pathologiques. Le point de départ de l'ulcération est une folliculite aiguë, un envahissement microbien et leucocytique, à laquelle succèdent la thrombose vasculaire, la nécrose centrale du follicule lymphatique et l'évacuation des éléments nécrosés. Le pus baigne les surfaces, infiltre les parois de l'appendice et forme des collections enkystées, cela en deux jours, trois jours, quelquefois vingt-quatre heures. La perforation se rencontre d'après Weir dans 84 pour 100 des cas. Renvers l'a rencontrée 497 fois sur 588 autopsies, et Matterstock 132 fois sur 146 suppurations pericæcales.

La gangrène, qui est le plus souvent particlle, peut être complète lorsque l'étranglement porte sur la base de l'appendice, mais on a vu des branches artérielles, comprises dans les adhérences, assurer la nutrition de la portion amputée.

La perforation est le plus souvent unique; on en peut cependant trouver deux ou plusieurs. De dimensions et de forme variables, elle peut être à peine visible, difficile à trouver ; elle est aussi fréquemment nette, arrondie, de la grosseur d'un grain de blé, comme découpée à l'emporte-pièce.

Ces perforations peuvent siéger au niveau du corps étranger ou à son voisinage ; elles sont le plus souvent au-dessous, près de la pointe de l'appendice et se produisent à l'endroit où la paroi moins résistante a plus rapidement cédé à l'action destructive des microbes.

Les lésions péritonéales toujours généralisées se présentent sous deux aspects un peu différents suivant que l'on aura eu affaire à une forme septique ou franchement purulente.

La septicémie péritonéale suraiguë se traduit à l'œil nu par les symptômes communs à toute péritonite, une injection de la séreuse et un épanchement.

Les vaisseaux injectés dessinent à la surface leurs fines arborisations ; la séreuse est luisante, collante au toucher. L'épanchement est séro-sanguin, soit parce que la marche foudroyante de l'affection ne permet pas au pus de se former, soit qu'il doive rester tel. L'incision donne issue à une petite quantité d'un liquide sanieux, louche, d'odeur fétide, aigrelette, de matières qui ont fermenté.

Dans la péritonite purulente, l'exsudat est différent. Sans présenter tous les caractères du pus phlegmoneux, il est plus épais, mieux lié, et ne présente pas comme l'exsudat de la variété précédente de grumeaux mal formés nageant dans un liquide louche. L'évolution plus lente de la maladie permet la formation de fausses membranes et même d'adhérences.

Les liquides sont extrêmement riches en microbes. Il semble que toute la flore intestinale se soit rencontrée dans le pus. Le microbe le plus commun est le *bacterium coli*, qui, dans les cultures, empêche la pullulation du streptocoque, agent principal sans doute, des appendicites.

Diagnostic.—Le diagnostic, dans la majorité des cas, est facile ; on ne négligera pas de s'enquérir des antécédents du malade et l'on pourra apprendre ainsi qu'il a eu antérieurement une ou plusieurs attaques d'appendicite. Disons tout de suite que la ponction exploratrice devra toujours être proscrite comme inutile et souvent dangereuse.

Cependant le diagnostic avec l'étranglement interne offre souvent les plus grandes difficultés. Nos plus illustres maîtres se sont trompés et comme le dit le professeur Duplay « c'est plutôt par des nuances souvent difficiles à saisir que l'on parviendra dans un certain nombre de cas à établir le diagnostic ».

La douleur du début présente la même intensité dans les deux affections, mais dans l'étranglement elle est plus longtemps localisée à un même point de l'abdomen plus ou moins éloigné de la région iléo-cæcale. Les vomissements fécaloïdes précoces et constants dans l'étranglement interne sont très rares dans l'appendicite. Mais si les vomissements fécaloïdes manquent, on peut, dit Gosselin, observer des vomissements intermédiaires entre ces dernières et les vomissements porracés ; ils sont constitués par un liquide brun foncé trouble qui laisse déposer des matières glaireuses et brunâtres. De plus, la constipation est moins absolue dans l'appendicite suraiguë et le malade, à un moment donné, rend des selles liquides ou des gaz.

Le météorisme est plus considérable dans l'étranglement interne, ou bien si le siège de l'occlusion se rapproche du pylore, le ballonnement n'est que partiel et l'abdomen présente une forme irrégulière. Les anses d'intestin se dessinent au travers de la peau et l'on voit les mouvements péristaltiques dont elles sont le siège. La percussion donne partout de la sonorité ; dans l'appendicite suraiguë, la sonorité est peut-être un peu moindre au niveau de la fosse iliaque droite. Enfin, à une période avancée, la percussion démontrerait dans le cas d'appendicite la présence d'un épanchement intrapéritonéal.

L'absence de fièvre ne peut être un signe de diagnostic différentiel. Les caractères du pouls, l'absence de frissons, la connaissance de troubles digestifs ayant précédé la maladie actuelle, aideront à poser le diagnostic, diagnostic sur lequel nous avons insisté, car il permettra d'épargner à un malade atteint de péritonite par perforation, toute une série de remèdes qui ne feraient qu'aggraver son état.

Nous ne citerons que pour mémoire le diagnostic avec l'inflammation du testicule droit ectopié dans le canal inguinal ; l'ectopie iliaque présenterait un peu plus de difficulté.

Dans le phlegmon sous-péritonéal de la paroi abdominale, les troubles digestifs sont moins accusés ; la pression digitale en un point limité, la contracture des muscles abdominaux sont douloureuses. Puis la peau perd rapidement sa mobilité, prend une coloration rougeâtre, œdémateuse. Il faudra rechercher aussi les antécédents.

Dans certains cas, l'erreur ne saurait être évitée, telle la péritonite par perforation de l'estomac dans le cours d'un ulcère évoluant à l'état latent. Dans deux cas, le début de la péritonite avait été marqué par une douleur vive au niveau de la région iléo-cæcale. Le diagnostic de péritonite par perforation de l'appendice fut porté et l'autopsie démontra que l'on avait affaire à une perforation de l'estomac (Walther). Encore nous semble-t-il que dans ces cas le météorisme peut être plus étendu, plus généralisé que dans la perforation appendiculaire.

Dans la pyléphlébite purulente, on trouve un point douloureux dans le flanc droit, quelquefois même dans la fosse iliaque, et en général de la péritonite concomitante. Mais, dans ces cas, la fièvre affecte le type intermittent avec de grandes oscillations. Il y a ordinairement de l'ictère, le malade rend des selles liquides ou sanguinolentes, le foie est douloureux à la palpation et déborde les fausses côtes; la rate aussi est hypertrophiée et sensible.

L'appendicite suraiguë perforante se différencie donc assez aisément des autres affections abdominales, la rapidité foudroyante de son évolution la fait distinguer plus facilement encore des autres formes d'appendicite, les observations qui suivent le montrent trop bien.

Pronostic. — En vingt-deux heures chez l'enfant, l'abdomen tout entier peut être rempli de liquide septique; chez l'adulte, au bout de quarante-huit heures et même avant, le bassin a été trouvé rempli de pus, qui parfois s'étendait déjà jusque dans la grande cavité péritonéale (Mac Burney); aussi la terminaison fatale est-elle la règle lorsque l'affection est abandonnée à elle-même.

La mort arrive d'ordinaire le huitième ou le neuvième jour, dans certains cas, le quatrième, le troisième, le deuxième et s'est même produite douze heures après le début des accidents (Murphy).

Reginald Fitz a montré sur 176 cas la mort survenant 98 fois dans la première semaine et 54 dans la deuxième. 24 fois seulement le malade a survécu plus de quinze jours.

Pour le premier septénaire, Fitz donne :

8 cas de mort le deuxième jour,

20	—	troisième,
12	—	quatrième,
20	—	cinquième,
16	—	sixième,
22	—	septième[1].

Cette forme d'appendicite, beaucoup moins rare qu'on ne le pense, est donc d'un pronostic extrêmement grave, tellement grave que certains chirurgiens considèrent l'intervention comme inutile en face d'une forme septique et refusent d'intervenir, et qu'elle justifie le mot de Roux : « Ce mal qui ressortit moins à la chirurgie qu'aux pompes funèbres. »

OBSERVATION I

(Due à l'obligeance de M. Poncet).

Appendicite perforante aiguë, péritonite diffuse, laparotomie iliaque. — Mort.

M. S..., âgé de vingt-deux ans, aucun antécédent appendicu-

[1] La statistique que nous invoquons donne encore 51 morts dans la seconde semaine, 8 dans la troisième, 7 dans la quatrième, 4 dans la cinquième, 4 dans la septième, 1 dans la huitième ; mais ce ne sont plus dans ces cas des appendicites suraiguës.

laire, présente depuis quatre jours les signes d'une appendicite de moyenne sévérité. On note cependant chez lui un état nauséeux persistant; le pouls est rapide, petit, à 120, quoique la température oscille entre 38 et 39 degrés.

Ventre un peu partout douloureux, mais à peine ballonné.

Le malade est vu en consultation par M. Poncet avec MM. Bouveret et Bernay.

L'opération est décidée et pratiquée le cinquième jour après le début des accidents. On trouve une péritonite avec liquide séropurulent, sanieux, particulièrement fétide, contenant trois boulettes stercorales du volume d'un gros pois et provenant d'une large perforation de l'appendice.

L'opération se borne à la simple incision avec résection facile de l'appendice et drainage par la plaie. Mort douze heures après l'opération.

OBSERVATION II

(Due à l'obligeance de M. Poncet.)

Appendicite perforante aiguë, péritonite diffuse. — Mort.

Hélène P...., âgée de onze ans, se plaignait depuis quelques semaines de douleurs plus ou moins vagues lorsqu'elle fut prise de douleurs vives dans la matinée du samedi 19 mars.

Le Dr Bonnet diagnostique une appendicite qu'il suppose, d'après les signes existants, devoir évoluer simplement. État nauséeux persistant. La température maximum a été le dimanche soir de 39°3. A partir de ce moment, elle se maintient entre 38 et 39 degrés. M. Poncet voit l'enfant en consultation le lundi 21 mars, à 3 heures de l'après-midi.

La petite malade a le facies un peu grippé, les yeux légèrement excavés et une expression particulièrement dolente. Elle a vomi une seule fois dans la matinée, mais l'état nauséeux est persistant. Ventre à peine ballonné, douleurs diffuses partout, mais surtout au point de Mac Burnuy. Pas de tumeur iliaque appréciable. Pouls 120.

L'opération est décidée et pratiquée le même soir à 6 heures. Péritonite diffuse par perforation, l'appendice est perforé à 15 ou 20 millimètres de l'extrémité ; au-dessus de la perforation, calcul stercoral. M. Poncet enlève l'appendice et draine par la plaie.

Le lendemain, la température était de 37°5 ; mais l'état général s'aggravait progressivement et l'enfant succombait le 23 mars à 10 heures du soir.

Voici donc une appendicite qui, avec des allures bénignes, sans douleurs vives, sans fièvre intense, sans vomissements ni ballonnement de l'abdomen, évoluait vers la perforation. Celle-ci ne s'est pas accompagnée de la crise ordinairement décrite ; l'on ne saurait fixer l'instant précis de la perforation, et ce qui décide l'intervention au milieu de cet ensemble plutôt rassurant, c'est l'état général, c'est ce facies péritonéal qui révèle l'intoxication en train de se faire.

Soixante heures seulement après le début des accidents, le ventre est ouvert, et l'appendice est déjà perforé, et ce traitement hâtif ne peut amener la guérison.

C'est lorsqu'on s'est trouvé plusieurs fois le témoin de ces tristes histoires que l'on est amené à préconiser une intervention hâtive dans tous les cas d'appendicite, dans l'impossibilité où l'on est de prévoir au début la marche de l'affection et la crainte d'arriver trop tard.

Observation III

(Due à la bienveillance de M. le Pr Poncet.)

M. M..., quarante-huit ans, est un homme d'apparence vigoureuse, quoique diabétique depuis plusieurs années (a eu jusqu'à
14 grammes de sucre par litre). Pas d'obésité, pas de maigreur
cachectique.

Ce malade est atteint d'une appendicite à rechute, ayant déjà
plusieurs fois déterminé des crises douloureuses passagères avec
quelques vomissements. Ces crises remontent à environ une
dizaine d'années; elles duraient quelques heures, mais le malade
n'a jamais été alité. Elles étaient séparées par de longs intervalles
de bonne santé apparente.

Le 5 mai au soir (mardi), après avoir toute la journée vaqué à
ses occupations sans éprouver aucun malaise, le malade est pris
subitement, après son dîner, de douleurs assez vives dans la fosse
iliaque droite avec vomissements, sueurs, constipation.

Le lendemain, état stationnaire; les mêmes phénomènes locaux
persistent; mais il y a très peu de rétrécissement sur le grand
péritoine. T. = 38°2.

Le 7 mai au matin, M. Bouveret remarque un empâtement dans
la fosse iliaque droite ; celle-ci est douloureuse au palper abdominal ; le ventre est légèrement ballonné, mais la zone sous-ombilicale et la région épigastrique, ainsi que les attaches costales du
diaphragme sont absolument indolores.

Le toucher rectal pratiqué ne détermine aucune douleur ; il
semble que le Douglas ne soit par conséquent pas enflammé.

Les douleurs spontanées sont tolérables, les vomissements peu
fréquents ; la constipation dure. L'état général se maintient bon,
quoique le pouls soit à 116. T. = 38°4.

Le jeudi 7, à 5 heures du soir, M. le professeur Poncet examine
le malade.

Les phénomènes locaux ont diffusé vers le reste de l'abdomen qui est plus ballonné, un peu douloureux au palper vers l'ombilic et l'épigastre. La contracture des muscles de la paroi empêche de pratiquer un palper profond.

L'état général s'est aggravé ; les traits sont tirés, le facies est terreux ; la dyspnée est peu accusée, mais le pouls est à 120.

Les vomissements sont peu fréquents, seulement alimentaires et bilieux.

L'intervention est immédiatement décidée ; c'est-à-dire quarante-huit heures après le début des accidents. On fait l'incision classique en fer à cheval sur l'épine iliaque. A l'ouverture du péritoine s'écoule du pus sanieux, à odeur fécaloïde et aigrelette, et des anses de l'intestin grêle, congestionnées, recouvertes d'un mince enduit fibrineux, se présentent dans la plaie ; après leur réintégration, on va à la recherche de l'appendice qui est appliqué contre la paroi postérieure de la fosse iliaque, à peu près sur le détroit supérieur. Amené dans la plaie, cet organe se présente turgide, livide avec des plaques noirâtres et une perforation siégeant à la partie supérieure et sur laquelle est appliquée une boulette stercorale. Sur toute la longueur de l'appendice se trouve un épais bourrelet adipeux. Une pince à demeure est appliquée sur l'appendice, la section de l'organe est faite, et une mèche de gaze iodoformée placée dans la plaie pour assurer le drainage. Pansement.

Le 8 mai, le pouls, quoique assez bon, oscille comme la veille entre 100 et 120. T. = 38°7. Vomissements, ballonnements du ventre, nuit agitée, douloureuse. Le moral est atteint, cependant l'état général ne paraît pas très mauvais. La soif est intense. T. = 38°7.

Le soir, le ventre est toujours ballonné ; vomissements, pouls à 120, pas de douleurs. Régurgitations presque constantes et sans efforts d'un liquide marc de café, sans odeur fécaloïde. Urines rares, 60 centimètres cubes, émises en trois fois, depuis l'opération. Le malade fait trente respirations par minute sans aucune sensation de dyspnée. Pas de sueurs, la peau est moite et les extrémités sont peu refroidies.

Le vendredi 9 mai, le ventre est très ballonné ; le pouls, petit, est à 120, la température à 37°9. L'agitation continue ; l'anxiété est encore plus grande que la veille. La soif est extrême, les vomissements rares. Ce qui domine, c'est le météorisme. La peau est sèche, il s'écoule par la plaie un liquide sanieux d'une fétidité aigrelette, un anus contre nature s'établit sur une anse d'intestin agglutinée au niveau de la plaie, qui laisse échapper des gaz, mais pas de matières. L'anse ouverte seule s'est vidée ; le volume du ventre ne diminue point, et le malade n'éprouve pas de soulagement appréciable. Le faciès n'est pas trop mauvais, et cependant il a eu du subdelirium la nuit précédente. Les extrémités sont froides, les douleurs abdominales ont complètement disparu.

Le 10 mai, l'agonie commence à 1 heure du matin.

Observation IV

(Moizard, *Journ. de méd. et chir. pratiques*, Paris, 1893).

Un enfant de douze ans, habituellement très bien portant, est pris brusquement le mardi 25 avril 1893, sans aucun symptôme prodromique, de douleurs dans la fosse iliaque droite et de diarrhée abondante. Les selles sont nombreuses, accompagnées de coliques violentes et suivies de quelques vomissements. Ces accidents continuent le lendemain et cet enfant est amené à l'hôpital dans la nuit du mercredi au jeudi.

Le jeudi matin, 27 avril, en examinant le malade, je suis frappé de l'altération de ses traits qui sont grippés par la souffrance. Le pouls est fréquent, mais large et plein. Le ventre ne présente rien d'anormal à l'inspection. Il n'y a pas de météorisme.

Mais le palper détermine une douleur violente dans la fosse iliaque droite. Je perçois très nettement la sensation d'empâtement allongé verticalement au niveau du cæcum qu'on attribuait toujours autrefois à l'accumulation des matières et qu'on désigne sous le nom de boudin cæcal. La douleur à la palpation est surtout intense au-dessus de l'arcade de Fallope, mais elle s'étend en haut jusqu'au niveau de l'ombilic et vers la ligne médiane, existant cependant, mais très légèrement, dans la fosse iliaque gauche.

La percussion dénote l'existence d'une légère submatité dans la fosse iliaque droite.

La langue est saburrale, mais humide, l'appétit nul. L'enfant n'a pas eu de selle depuis son entrée, c'est-à-dire depuis douze heures ; les vomissements ont cessé.

La température rectale est de 38°2.

Dans ces conditions, le diagnostic d'appendicite s'impose. Je prescris une application de six sangsues au niveau de la région douloureuse, une potion de 5 centigrammes d'extrait thébaïque et 1 gramme de benzo-naphtol.

Le lendemain matin 28 avril, trois jours après le début des accidents, la situation s'est aggravée. L'enfant a été très agité pendant la nuit et les douleurs ont été plus vives. Il a vomi une seule fois dans la nuit et les nausées sont continuelles. Je suis frappé de l'aspect du petit malade : les yeux sont plus cernés qu'hier, le faciès plus grippé, le pouls est toujours fréquent, 130, mais faible et fuyant sous le doigt, dépressible. Le ventre, légèrement météorisé, est douloureux dans toute son étendue, avec prédominance pourtant au niveau de la fosse iliaque droite. L'empâtement est toujours appréciable, il a dépassé les limites de la veille. L'enfant a eu une selle assez abondante ce matin.

Au milieu de tous ces symptômes, la température rectale, fait important, n'est cependant que de 38 degrés.

Dans ces conditions, me basant sur la généralisation de la douleur abdominale, sur l'aspect du malade, le faciès nettement abdominal qu'il présente, et surtout sur les caractères du pouls, j'affirme l'existence d'une péritonite généralisée par perforation de l'appendice, et je demande à mon collègue, M. Broca, de vouloir bien examiner le malade. Son avis est conforme au mien et nous décidons la laparotomie immédiate.

L'opération exécutée montre une péritonite généralisée, le cæcum ne présente pas d'autre altération que l'infiltration du péritoine qui le recouvre ; il ne contient pas de matières fécales.

L'appendice, très augmenté de volume, est entouré de fausses membranes épaisses, sa partie moyenne est rétrécie et présente une perforation allongée perpendiculairement à son axe.

Pas de lavage du péritoine.

Le lendemain 29 avril, l'enfant continue à souffrir vivement du ventre, son facies est très grippé, le pouls reste faible et fréquent, on le soutient par des injections répétées de caféine, mais dès le lendemain la situation s'améliore tous les jours, et vers la fin du mois de mai, la guérison peut être considérée comme définitive.

OBSERVATION V (résumée).

(Lejars, France médicale, 1890).

Le 30 mai 1884, on apporte dans le service de M. Th. Auger, un homme de vingt-trois ans, terrassier, très vigoureux et malade depuis trois jours seulement. Il avait été pris tout à coup, en pleine santé, de douleurs abdominales, de nausées, de vomissements et d'un affaissement général pseudo-lipothymique ; le même jour, suppression de la miction.

Pendant ce temps, l'état général s'aggravait, et les accidents péritonéaux s'accusaient de plus en plus. A son entrée à l'hôpital, l'ensemble des symptômes (affaiblissement extrême, parole entre-coupée, respiration pénible, T. = 36°, petitesse et irrégularité du pouls, vomissements, régurgitations) indique la péritonite géné-ralisée.

Le ventre est ballonné, surtout dans la portion sous-ombilicale, et, à l'hypogastre, se dessine un relief vaguement arrondi qui se prolonge jusque dans les fosses iliaques. A ce niveau, matité mal circonscrite ; l'exploration ne laisse découvrir ni tumeur, ni collec-tion.

Le ténesme vésical étant toujours très intense, le cathétérisme est pratiqué, mais en vain. Une ponction sus-pubienne faite avec l'aspirateur Potain ne donne encore que quelques grammes d'urine normale.

Comme il est trop tard pour tenter une intervention active, on se sert de moyens palliatifs. La situation ne fait qu'empirer et le malade meurt dans la nuit.

A l'*autopsie*, on trouva une péritonite purulente généralisée. Pas de perforation sur le tube digestif. Seul l'appendice était perforé à son extrémité, un peu épaissie, et la muqueuse, à sa face interne, n'était pas ulcérée. Sa cavité était libre. Autres organes sains.

OBSERVATION VI (résumée).

(Potherat, Journal des Praticiens, 10 avril 1897).

Un jeune homme de quinze ans, d'apparence vigoureuse, exerçant un métier fatigant, est pris sans raison, il y a quatre jours, de douleurs abdominales vives, avec vomissements d'abord alimentaires, puis bilieux, porracés même. En même temps, suppression complète des matières et des gaz, un médecin appelé constate l'existence d'une hernie inguinale droite. Le diagnostic est porté de hernie étranglée et le malade est envoyé à l'hôpital pour y être opéré.

Mais, à l'hôpital, une légère tentative de taxis amène une prompte réduction qui n'est pas suivie de la sédation des phénomènes douloureux. Le facies est caractéristique ; peau terreuse, œil vitreux caché sous l'orbite ; paupière inférieure cerclée d'un arc bistré ; pommettes et lèvres cyanosées, ventre modérément et uniformément ballonné, défense musculaire marquée.

Le ventre est douloureux à gauche autant qu'à droite, un peu plus cependant autour de l'ombilic. Les anneaux herniaires sont libres, ce qui permet d'écarter l'hypothèse d'une réduction en masse de la hernie.

Les douleurs spontanées sont très vives ; le malade pousse des gémissements incessants et demande instamment l'opération. Il vomit fréquemment des matières liquides, noirâtres, rappelant par leur couleur les vomissements fécaloïdes, mais sans odeur.

L'état général est très grave, les extrémités sont glacées, le pouls filiforme et très fréquent ; la mort approche.

L'hypothèse d'une hernie étranglée, ébranlée déjà par l'examen des anneaux herniaires, doit être définitivement écartée, car le malade a eu dans la matinée une selle demi-liquide provenant d'un point élevé de l'intestin.

M. Potherat porte le diagnostic d'appendicite suraiguë avec perforation de l'appendice.

Les symptômes sont en effet ceux de la péritonite par perforation, la température axillaire actuellement inférieure à 37 degrés, n'a jamais dépassé 37°2.

Il existe de plus deux symptômes suffisants pour affirmer qu'il y a appendicite en l'absence de tout autre symptôme de localisation au cours d'une péritonite avec hypothermie ou faible élévation de la température et à marche rapide. Ce sont la vascularisation anormale de la paroi abdominale dans la région inguino-iliaque droite et l'œdème de cette paroi.

L'opération confirme le diagnostic. L'incision donne issue à une sérosité puriforme très abondante; l'épiploon recouvre le cæcum ; il est libéré et réséqué. L'appendice, en position normale, est libéré et réséqué à sa base ; il porte trois perforations, dont une très grande près de son extrémité libre. Coprolithe.

OBSERVATION VII

(Dieulafoy, *Clinique médicale de l'Hôtel-Dieu*).

Le 22 avril dernier, c'était un jeudi, un enfant de cinq ans, fort bien portant, n'ayant jamais eu le moindre trouble intestinal, fut pris, au sortir du cirque, à 5 heures du soir, de douleurs abdominales que ses parents prirent pour de simples coliques. Ces douleurs ne furent ni intenses, ni persistantes, car l'enfant dîna comme d'habitude, se coucha et dormit bien.

Le lendemain matin, vendredi, l'enfant ayant passé une bonne nuit, eut deux garde-robes entre 6 et 7 heures. Alors la douleur de la veille reparut plus vive, et cette fois, chose importante, elle fut accompagnée de vomissements légèrement bilieux qui se répétèrent coup sur coup une partie de la matinée. L'estomac devint si intolérant que la moindre quantité de liquide ingéré provoquait le vomissement. C'est à 1 heure de l'après-midi que M. Rénon vit le petit malade; il lui trouva le pouls accéléré : à 120; mais la température ne dépassait pas 37°8. Le ventre n'était ni dur ni ballonné; la pression provoquait une légère douleur assez bien localisée à la fosse iliaque droite, dans les parages de la région cæco-appendiculaire, sans défense musculaire, sans hyperesthésie cutanée.

La médication fut des plus simples : repos au lit, manne à petites doses, cataplasmes laudanisés sur le ventre, quelques gorgées d'eau de Vichy glacée. Les vomissements persistèrent dans l'après-midi et la douleur se localisa plus nettement au point de Mac-Burney.

Tout ceci était l'indice d'une appendicite d'apparence bénigne, je pourrais dire fort bénigne, car la température était presque normale, le pouls, quoique fréquent, était de bonne qualité, le ventre était souple et sans défense musculaire.

Cependant l'avenir prouva que cette apparente bénignité était en désaccord flagrant avec l'insidieuse gravité du mal ; la nuit fut agitée et douloureuse. Le lendemain matin, samedi, les douleurs étaient beaucoup plus vives à la fosse iliaque droite, l'hyperesthésie y était très marquée ainsi que la défense musculaire, le ventre était légèrement ballonné. Le petit malade avait mauvaise mine; il était sans garde-robes depuis la veille au matin; il avait rendu pendant la nuit 300 grammes d'une urine limpide ; le pouls était à 130. Bien que la température fût presque normale et ne dépassât pas 38°6, M. Renon eut mauvaise impression sur l'évolution de cette appendicite et me demanda de venir voir cet enfant aussitôt que possible. Je m'y rendis à 10 h. 1/2 du matin, et je constatai qu'en quelques heures le mal avait fait de rapides progrès,

L'enfant avait le facies péritonéal, les traits étaient grippés, les yeux légèrement excavés, le teint d'une pâleur terreuse ; le pouls était à 140. Je trouvai la fosse iliaque très douloureuse au point précis de Mac Burney, la résistance de la région dénotait une vive défense musculaire, signe précieux. La fièvre était pour ainsi dire nulle, c'est vrai, la température était normale, mais le pouls, dans son ascension progressive, atteignait maintenant 140. Il était évident que l'enfant était en pleine péritonite appendiculaire, sans qu'il fût possible de dire à quel moment avait débuté la péritonite, les symptômes appendiculaires et péritonéaux étant similaires et la température n'ayant jamais dépassé 37°8.

Instruit par l'expérience et suivant une habitude avec laquelle je ne transige pour ainsi dire jamais, je demandai l'opération le plus vite possible, et elle fut pratiquée à 1 heure de l'après-midi par M. Routier. Le mal était si rapide dans ses progrès qu'entre le moment où j'avais vu l'enfant et le moment où il fut opéré, la situation s'était aggravée d'heure en heure. La respiration était devenue haletante, entrecoupée, le teint était plombé, les yeux étaient cerclés, le pouls fuyant sous le doigt était monté à 150, les extrémités avaient déjà une tendance à se refroidir.

L'opération fut pratiquée quarante-quatre heures après le début de l'appendicite, début bien léger, bien trompeur, puisque les vrais accidents ne dataient que de la veille au matin, c'est-à-dire trente heures environ avant l'opération, et encore même, ces accidents n'avaient-ils provoqué qu'une fièvre insignifiante.

A l'ouverture du ventre, on trouva une péritonite diffuse, sans aucune tendance à l'enkystement ; il s'écoula un verre de liquide louche avec quelques fausses menbranes, les anses intestinales étaient fortement congestionnées et l'appendice, triplé de volume et comme en érection, laissait sourdre du pus par une petite perforation située vers son extrémité inférieure.

La guérison était certaine trois jours après.

Observation VIII

(Dieulafoy, *ibid.*)

Dans la nuit du 23 au 24 juin 1896, un enfant de sept ans n'ayant jamais eu le moindre trouble intestinal et s'étant couché en fort bonne santé, fut pris de douleurs de ventre bientôt suivies de vomissements. Le Dr Landowski, qui vit le petit malade le lendemain matin, constata la localisation des douleurs à la fosse iliaque droite au point de Mac Burney.

La fièvre était très vive, la température à 40 degrés, le pouls à 135. Appelé vingt-quatre heures après par notre confrère qui, dès la veille, avait porté le diagnostic d'appendicite, je considérai la situation comme des plus graves ; la douleur et la défense musculaire existaient dans toute la fosse iliaque droite, le facies était grippé, le ventre ballonné, le pouls petit et très accéléré, la température était toujours fort élevée, les vomissements persistaient ; en un mot tout indiquait une péritonite diffuse sans qu'il fût possible de dire à quel moment les accidents péritonéaux avaient succédé aux accidents appendiculaires. Nous fûmes d'avis que l'opération devait être immédiatement pratiquée, et M. Routier en fut chargé.

L'enfant fut opéré à midi, c'est-à-dire trente-six heures après le début des accidents. A l'ouverture du ventre, on constata une péritonite séro-purulente diffuse sans aucune tendance à l'enkystement ; l'appendice était déjà gangrené et perforé : c'est vous dire que la situation était des plus alarmantes. L'examen de cet appendice me démontra que la gangrène et la perforation étaient sous-jacentes à un calcul appendiculaire qui avait transformé le mal en cavité close.

L'enfant fut sauvé, grâce à l'intervention chirurgicale hâtive,

OBSERVATION IX

(Dieulafoy, *ibid.*)

Le 23 mai dernier, un dimanche, un jeune garçon de quatorze ans, n'ayant jamais eu le moindre désordre intestinal, ayant joué dans la journée au law tennis, puis ayant dîné de fort bon appétit, fut pris dans la soirée de douleurs abdominales, de malaises et de vomissements. Les parents crurent à une indigestion. La nuit fut douloureuse et agitée ; le lendemain matin lundi, les douleurs étant plus vives et les vomissements devenant bilieux, on fit appeler le Dr Leval. Notre confrère fut frappé de la mauvaise mine du malade : le ventre était légèrement ballonné et la fosse iliaque droite était très douloureuse. On percevait à la même région une légère défense musculaire ; la fièvre était assez vive et le pouls fort accéléré. Le diagnostic d'appendicite fut porté et on me pria de venir en consultation.

Quand je vis le jeune malade, ce même jour à 7 heures du soir, le mal avait fait de rapides progrès : le ventre était ballonné, la fosse iliaque droite était beaucoup plus douloureuse, la défense musculaire y était très accusée et on y constatait une matité qui contrastait avec la sonorité exagérée du reste de l'abdomen. Il était évident que nous avions affaire à une péritonite appendiculaire. Nous ne cachâmes pas nos craintes à la famille et nous demandâmes l'opération d'urgence. Elle fut pratiquée par M. Routier, le soir même à 10 heures, vingt-deux heures après le début des accidents.

A l'ouverture du ventre, le diagnostic fut vérifié et le pronostic fut terrifiant. Bien que le début des accidents ne remontât qu'à vingt-deux heures, écoutez bien ceci, il y avait péritonite diffuse, séro-purulente, fusant dans le petit bassin. Les anses intestinales étaient rouges et recouvertes de plaques verdâtres. L'appendice, caché très haut sous le cæcum et en dehors, était déjà gangrené et perforé dans sa partie transformée en cavité close. De semblables lésions, une telle septicémie péritonéale suraiguë nous firent redouter une issue fatale.

Il n'en fut rien heureusement ; après l'opération, les accidents s'arrêtèrent net et le malade a complétement guéri.

OBSERVATION X

(Dieulafoy, *ibid.*)

Appendicite suraiguë chez les adultes et les vieillards.

Le 28 novembre 1895, j'étais appelé à 8 heures du matin pour une dame de soixante-douze ans, qui avait eu, pendant la nuit, de vives douleurs dans le ventre. L'avant-veille, cette dame était sortie comme d'habitude ; elle avait été chez son dentiste et la veille elle se sentait bien portante sans avoir ressenti le moindre trouble intestinal ; je l'examine et je constate que les douleurs abdominales ont nettement leur maximum d'intensité à la zone appendiculaire ; la température était normale, mais le pouls était de mauvaise qualité et l'expression du visage ne me satisfaisait pas : ça sentait la péritonite. Je fais le diagnostic d'appendicite et, redoutant une septicémie péritonéale dont j'ai appris à me méfier, je décide immédiatement l'intervention chirurgicale.

Dans la journée, avec M. Routier, nous allons voir la malade ; la fièvre montait, la température était à 38°5, le pouls n'était pas de bonne qualité, la fosse iliaque était douloureuse, moins sonore que le reste du ventre ; le visage était altéré, la péritonite était menaçante, peut-être même était-elle déjà déclarée, et cependant le début des accidents ne remontait même pas à vingt-quatre heures.

L'opération fut faite le soir même, fort heureusement, car la malade était en pleine péritonite diffuse ; l'appendice était turgide et violacé, mais il ne fut pas enlevé.

La malade guérit ; un an plus tard, une phlyctène se formait sur

la cicatrice devenue douloureuse et un gros calcul appendiculaire
était éliminé.

OBSERVATION XI (résumée).

(Dieulafoy, *ibid.*).

Un jeune homme de vingt et un ans, nommé L..., jusque-là bien
portant, n'ayant jamais eu de troubles intestinaux d'aucune sorte,
est pris dans la nuit du 9 au 10 avril d'un besoin impérieux d'aller
à la selle. Ce besoin satisfait, les douleurs reparaissent dans le
ventre ; il se lève une deuxième fois, se recouche, mais ne peut
dormir.

Le lendemain matin, vomissements bilieux.

Il se lève, travaille, déjeune et vomit son déjeuner. Il vomit de
même du lait et de l'huile de ricin sans avoir de garde-robes et se
décide à entrer à l'hôpital. Se met au lit tout seul ; le faciès est
normal ; le pouls, quoique fréquent, est de bonne qualité, mais la
fièvre est forte et la température avoisine 39 degrés. Les vomissements continuent ; le ventre n'est ni ballonné, ni rétracté, il est
douloureux à la pression, surtout dans la fosse iliaque droite qui
est mate et empâtée.

Malgré le bon état général, en face d'accidents appendiculaires
suivis de péritonite, on pratique d'urgence l'opération.

Le malade était en pleine péritonite. A l'ouverture de l'abdomen,
il s'échappa une quantité de liquide grisâtre d'odeur fécaloïde, qui
occupait non seulement la fosse iliaque droite, au milieu d'anses
intestinales libres, mais aussi la fosse iliaque gauche ; la péritonite
était donc diffuse, généralisée. L'appendice recouvert d'exsudat
contournait la paroi externe du cæcum ; il adhérait à un paquet
d'épiploon sphacélé.

Le succès opératoire est complet ; la température, qui s'était
élevée à 40°3 au moment de l'opération, redevient normale par
brusque défervescence dès le lendemain matin.

Observation XII (résumée).

(Dieulafoy, *ibid.*).

Dix-neuf jours après ses couches, dans la nuit du 3 au 4 janvier, une jeune femme est prise de douleurs abdominales, d'état nauséeux et de vomissements.

Le lendemain matin, après l'administration d'un lavement au sulfate de soude, les douleurs augmentent d'intensité, les vomissements deviennent plus fréquents et la température monte à 39°5.

On prescrit de l'huile de ricin qui est vomie et du calomel.

Le 6 janvier, à midi, la malade produit la plus mauvaise impression : elle a le facies grippé et anxieux, les traits tirés, les yeux cerclés ; le pouls est rapide, la constipation absolue. Les vomissements verdâtres et porracés sont très fréquents, extrémement pénibles. L'abdomen est d'une sensibilité exquise. On peut néanmoins localiser le maximum de l'hyperesthésie et de la douleur à la région appendiculaire au point de Mac Burney.

L'opération est pratiquée le soir à 10 heures après une journée pendant laquelle les accidents se sont encore aggravés.

A l'ouverture du péritoine, écoulement d'un liquide louche et roussâtre. A la base de l'appendice qui est turgide, mais non perforé, se trouve un point ecchymotique ; la péritonite diffuse sans tendance à l'enkystement est déjà propagée au petit bassin.

Guérison.

Observation XIII (résumée).

(Dieulafoy, *ibid.*).

Le lundi 5 avril, un jeune garçon de seize ans, B..., est atteint de vives douleurs abdominales, plus accentuées à la fosse iliaque droite que partout ailleurs et irradiant en d'autres régions à l'hypogastre, à l'ombilic, à la fosse iliaque gauche. D'abord supportables, elles s'apaisent le lendemian et une purgation détermine une diarrhée qui persiste encore lors de l'entrée du malade à l'hôpital, le mercredi soir.

Rien ne peut alors faire prévoir la gravité de la situation ; la physionomie est bonne, le pouls à 70 ; la fièvre est légère puisque la température ne dépasse pas 88°2. Le malade assis sur son lit se sert lui-même, exécute sans peine tous les mouvements et parle sans inquiétude de ses douleurs abdominales. Toutefois, le ventre est assez ballonné, la pression détermine une douleur vive au point de Mac Burney ; la défense musculaire est si accusée qu'elle rend difficile l'exploration et ne laisse constater qu'un empâtement diffus.

Après une bonne nuit, le jeudi matin le malade a une température normale et le pouls à 60 ; ni vomissements, ni hoquets ; pas de constipation. Le ventre est modérément distendu, les douleurs existent un peu partout, surtout à la fosse iliaque droite, siège de défense musculaire et de matité diffuse.

L'opération faite à ce moment, au quatrième jour de la maladie, ne découvre qu'un foyer de péritonite. Cependant l'autopsie, quelques heures après, montre un deuxième foyer dans la région sous-hépatique, l'autre dans la fosse iliaque gauche.

L'appendice oblitéré vers sa base offre à son extrémité une petite perforation. Pas de calcul.

Observation XIV (résumée).

(Henrotin, Chicago, *The am. j. of. obst.*, août 1893.)

Petite fille de sept ans, prise subitement, sans prodromes, de vomissements et de tous les signes d'une affection grave. Son médecin, praticien de grande expérience, était impuissant à diagnostiquer la cause de cet état. La fièvre était peu élevée. Quand je fus appelé le deuxième jour, à 5 heures du soir, trente-six heures après le début de la maladie, je diagnostiquai une péritonite, en raison de la gravité de l'état de l'enfant, de la rapidité du pouls, de la respiration courte et du tympanisme encore modéré. Le danger était pressant ; j'opérai une heure plus tard. L'abdomen était entièrement rempli de liquide, contenant beaucoup de pus, tandis que les anses intestinales visibles étaient plus ou moins recouvertes par des fausses membranes. L'appendice aisément trouvé était fermé en son milieu par une concrétion fécale, de volume double d'un pépin de pomme. L'appendice était noir, affaissé, presque gangrené, présentant près de son extrémité une perforation à peine du diamètre d'une tête d'épingle. Il fut rapidement lié près de son attache au cæcum, et la section fut fermée par une suture; le tout fut abandonné dans la cavité abdominale. L'incision primitive étant peu large et le drainage indispensable, on ne fit pas de suture de la plaie pariétale qui fut bourrée de gaze iodoformée. Après l'opération, la petite malade reprend connaissance, mais le tympanisme diminue à peine et l'état reste grave pendant trois jours. Le troisième jour, il se fit soudain un écoulement de matières fécales dans le pansement; aussitôt, l'état s'améliore, la distension abdominale tombe rapidement, et malgré l'écoulement de matières fécales et de pus par la plaie pendant plusieurs semaines, la malade est aujourd'hui complètement guérie.

OBSERVATION XV (résumée).

(Wyeth, *New-York med.*, juin 1894).

Appendicite suraiguë perforante avec péritonite septique diffuse. — Laparotomie. — Entérotomie. — Mort.

Enfant de cinq ans, bien portant jusqu'à cette époque. Le dimanche 4 février, l'enfant se plaint de douleurs à l'estomac ; vomissements pendant la nuit, frissons ; la fièvre est vive le lundi matin, opium, bismuth, lavements huileux. Les symptômes s'aggravent pendant la nuit et le jour suivant. Le 7 février, à 11 heures, je suis appelé pour une intervention. Pouls rapide et faible. T. = 39°. Abdomen fortement ballonné, très sensible à la pression, facies péritonitique. Le cas me semble désespéré ; néanmoins, j'ouvre l'abdomen ; la cavité abdominale est surdistendue par un pus fétide, mélangé du contenu intestinal. L'appendice présente une perforation par où s'écoulent les matières intestinales. L'appendice est enlevé. Une deuxième incision est pratiquée sur la ligne médiane pour faciliter le lavage du péritoine avec de l'eau boriquée chaude ; drainage du fond du bassin et de la région appendiculaire. L'enfant se ranime, mais le jour suivant la paralysie intestinale détermine une telle distension de l'intestin que l'on établit sur l'iléon un anus artificiel par où s'échappent en quantité des matières et des gaz. Le tympanisme s'affaisse. Mort le 10 février.

OBSERVATION XVI (résumée).

(Routier, *Revue médicale*, 16 mars 1895).

Enfant de douze ans, pris de coliques violentes dans la nuit du 11 au 12 février. Purgatif le 12 qui fit bon effet ; mais la diarrhée continue le 13 et le 14. Vomissements le 14 au soir. Le 15, à 0 heures du matin, douleur violente, subite, syncope. Une heure après, T. = 40 degrés. Pouls affolé et incomptable. M. Routier est appelé à 5 heures du soir. A ce moment, visage grippé, nez froid. R. = 40. P. = 124. Vomissements continuels, ventre ballonné ; douloureux partout, plus douloureux au niveau de l'hypocondre droit.

Laparotomie à 8 heures du soir ; incision sur le bord externe du grand droit ; issue à l'ouverture du péritoine de flots de liquide purulent et blanchâtre ; gros foyer purulent à contenu verdâtre et phlegmoneux, au fond duquel était retenu l'appendice dur, turgide, gangrené à son extrémité. Ligature de l'appendice et résection.

L'hypocondre et toute la cavité péritonéale furent débarrassés du

liquide purulent et soigneusement lavés à l'eau boriquée chaude ;
le petit bassin exigea une toilette spéciale. L'épiploon épaissi et
adhérent fut attiré, renversé et réséqué ; il portait sur sa face
profonde une large plaque purulente verdâtre. Deux gros drains
furent conduits dans le fond du bassin, passant contre la section
de l'appendice et flanqués de deux fortes mèches de gaze iodoformée. Plaie rétrécie par quelques points de suture. Diète absolue.
Purgatif au bout de dix jours. Guérison.

Observation XVII

(Mac Burney, *Med. Rec.*, 1895).

24 obs. de périt. septiques diffuses.

Miss S...., vingt-deux ans, pas d'attaques antérieures. Entrée à
l'hôpital le 11 mai 1895 et présentant des symptômes assez bénins.
On sent une tumeur d'étendue modérée dans la fosse iliaque droite.
Un peu après minuit, aggravation soudaine, vive douleur, vomissements, grande prostration et disparition de la tumeur. Le lendemain matin, signes de péritonite généralisée septique. P. $=$ 130.
T. $=$ 39°9. Abdomen très distendu, partout sensible. Vomissements
noirs, fréquents ; respiration rapide. Laparotomie le 13 mars.

Une grande quantité de pus épais, mêlé de liquide séro-purulent
s'échappe dès que l'abdomen est ouvert. Large perforation de l'appendice qui est enlevé. Quelques onces de pus épais autour de l'appendice. Au-dessus de lui, s'étendant jusqu'auprès de la ligne médiane, abcès bien limité, mais présentant du côté du pelvis une
large perforation qui a donné lieu à une péritonite généralisée. Le
bassin est rempli de liquide séro-purulent trouble. Les intestins
sont recouverts de fausses membranes étendues ; pas d'adhérences.
Ces mêmes lésions s'observent sur la partie visible du péritoine,
mais il est probable que l'abcès, limité par en haut, a préservé de
l'infection la moitié droite supérieure de l'abdomen.

Lavage à l'eau salée stérilisée ; un tube de verre est introduit dans la profondeur du pelvis. Drainage à l'aide de mèches de gaze iodoformée en différentes directions. Plaie bourrée de gaze. Tous les symptômes s'améliorent pendant les jours suivants, mais le 24, frisson, température élevée. On ouvre une collection purulente développée dans les parois de l'abcès initial. La guérison se poursuit sans incidents.

Observation XVIII (résumée).

C...., soixante-cinq ans, opéré le 30 janvier 1893 pour une quatrième attaque d'appendicite ayant débuté il y a trente heures. Large perforation de l'appendice près de sa base; cæcum et intestin enflammés. Fausses membranes purulentes sur l'intestin, pas d'abcès limité. Le bassin est rempli de liquide trouble, séro-purulent. Lavage du bassin et de la demi-inférieure droite de l'abdomen. Tube de verre dans le pelvis. Guérison lente au bout de trois mois.

Observation XIX (résumée).

B...., quatorze ans, entré à l'hôpital le 19 décembre. Début quarante-huit heures auparavant (frissons, nausées, vomissements). Tympanisme abdominal généralisé. Toute la demi-inférieure de l'abdomen est sensible. T. = 39°7. Laparotomie le 19 décembre. Dès l'ouverture de l'abdomen, écoulement d'un liquide clair qui continue, venant d'entre les anses intestinales. Intestins rouges, couverts de fausses membranes. Quelques anses intestinales apparaissent saines. Bassin rempli de liquide laiteux. Lavage de toute la cavité péritonéale. Drain dans le pelvis. Guérison.

Observation XX (résumée).

C...., quatorze ans, entré le 20 octobre 1894. Début trente-six heures auparavant (douleur, vomissements, prostration). Pas de tympanisme. Sensibilité extrême dans la fosse iliaque droite. Laparotomie le jour de l'entrée. Appendice très altéré, mais non perforé. Evacuation de 3 onces de pus jaunâtre. La cavité suppurée se continue dans le bassin qui contient du sérum purulent. Ablation de l'appendice et de masses épiploïques enflammées. Sort guéri le 5 décembre.

OBSERVATION XXI (résumée).

G..., quarante ans, entre le 3 décembre 1894. Cinquante heures auparavant, violente douleur généralisée à tout l'abdomen et vomissements. La douleur augmente rapidement ainsi que le tympanisme; l'obstruction intestinale est complète. T. = 38°6; Pouls = 110. Sensibilité plus marquée dans la fosse iliaque gauche. Pas de diagnostic précis. Laparotomie médiane. On trouve une péritonite généralisée, quelques adhérences, une grande quantité de pus s'écoule de partout. Intestins très enflammés, couverts de larges flocons de fibrine; l'appendice perforé est enlevé. Mort au bout de vingt-six heures.

OBSERVATION XXII (résumée), thèse de Houzé, Peyrot 1896).

S..., dix-neuf ans, grand et vigoureux, est pris le 20 novembre 1893, au collège, de douleurs dans le ventre, suivies de vomissements alimentaires, qui font croire à une indigestion. Mis au repos; purgatif le lendemain jeudi. Les accidents se calment, lorsque le samedi soir 23, il est pris, à 7 h. 1/2, d'une douleur brusque extrêmement violente dans la fosse iliaque droite. Piqûre de morphine qui calme les douleurs, mais celles-ci réapparaissent le dimanche matin; ventre ballonné, vomissements bilieux, presque continuels; T. = 38°5; Pouls = 130. Le lundi 25, les douleurs augmentent, se généralisent à tout le ventre; vomissements verdâtres incessants; T. = 39°5; Pouls = 140. Nuit mauvaise, ni selles, ni gaz depuis samedi.

M. Peyrot voit le malade pour la première fois, le mardi 26 novembre, à 11 heures, avec le médecin traitant, le D' Labruhe. Il reconnaît une péritonite généralisée par perforation de l'appendice et se décide pour une intervention immédiate.

Incision de l'iliaque interne au niveau de la fosse iliaque droite, longue de 12 centimètres; le péritoine est rempli de pus séreux, odorant. L'appendice se présente immédiatement, perforé à sa partie moyenne, presque sans aucune adhérence; ligature et résection. Rapidement, deuxième incision symétrique dans la fosse iliaque gauche. Un grand lavage à l'eau bouillie chaude est pratiqué. La main introduite dans l'abdomen, brasse la masse intestinale, plonge directement dans le petit bassin, s'élève dans l'intestin le long de la paroi abdominale postérieure, enfin fait pénétrer partout le liquide injecté. L'abdomen est ensuite drainé de la façon suivante : deux gros tubes à drainage, de la dimension de l'index, longs de 18 à 20 centimètres, enveloppés de gaze iodoformée, sont introduits dans chaque incision, l'un, par en bas, jusqu'au fond du petit bassin; l'autre, par en haut, dans la fosse lombaire et jusqu'au voisinage de la voûte du diaphragme; en outre, une grosse mèche de gaze est placée entre les deux drains de droite, directement sur la région de l'appendice.

On ne pratique aucune suture des incisions pariétales qui restent largement ouvertes. Pansement sec à la gaze iodoformée. Le reste de la journée et la nuit qui suivent l'opération sont tout à fait mauvais. T. = 37°7. P. = 140 à 145. Vomissements continuels, noirâtres, dyspnée, délire. Injections hypodermiques de caféine et de sérum d'Hayem, inhalations d'oxygène. Les urines, heureusement, sont assez abondantes et limpides.

Mercredi 27. — P. = 150. T. = 37°5. Journée agitée, vomissements continuels, glace par fragments; sérum d'Hayem, inhalations continuelles d'oxygène. L'état est des plus graves. M. Peyrot craint à chaque instant une issue fatale; la dyspnée est intense.

Le lendemain l'état est le même; un traitement semblable à celui de la veille est continué. Lavement matin et soir avec un demi-litre d'eau bouillie pour activer la diurèse. Le lendemain, le pansement trempé par les liquides abdominaux est renouvelé. Les drains sont retirés et replacés sans avoir été dépouillés de leur chemise de gaze iodoformée. Le cæcum à droite, deux anses intestinales à gauche font hernie à travers les incisions; on les laisse au dehors, recouvertes de gaze iodoformée.

Vendredi 29. — L'état s'améliore un peu. Même traitement.

Samedi 30. — Les symptômes s'aggravent un peu; pansement. Les tubes fournissent un écoulement purulent, noirâtre, peu abondant. L'intestin hernié forme une saillie plus grosse que le poing, rouge à sa surface.

Dimanche 1er décembre. — L'amélioration s'accuse; la guérison est complète vers le quatre-vingtième jour.

La hernie de l'intestin a persisté pendant une dizaine de jours. On l'a réduite progressivement et on a rapproché les bords des plaies par des crins de Florence.

Observation XXIII

(Due à l'obligeance de M. Poncet).

Appendicite perforante aiguë. — Laparotomie iliaque.
Mort.

M. L. P..., âgé de trente-six ans, avocat, a eu dans l'espace de quinze mois trois attaques d'appendicite. Le 30 janvier il est pris dans la nuit d'une douleur vive dans la fosse iliaque droite. Son état paraît s'aggraver progressivement, et le 2 février M. Poncet le voit en consultation dans l'après-midi avec les Drs Vinay, Givre et Chandelux.

L'intervention chirurgicale est décidée et pratiquée dans la soirée. On trouve une péritonite suppurée généralisée et vers la partie moyenne de l'appendice coudé, distendu, une perforation de dimension de 3 à 4 millimètres. Drainage par la plaie.

L'état général continue à s'aggraver et le malade succombe dans la nuit du 3 février à 4 heures du matin.

Observation XXIV

(Due à l'obligeance de M. Poncet).

*Appendicite perforante aiguë. — Péritonite généralisée.
Laparotomie iliaque. — Mort.*

M. A...., âgé de cinquante-quatre ans, directeur des Postes à Valence, présente depuis quelques jours, pour la première fois, des signes d'appendicite.

M. Poncet appelé en consultation par ses confrères MM. les D⁣ʳˢ Courbis et Robin confirme ce diagnostic.

Depuis deux jours, l'état du malade s'est notablement aggravé, quoique la température rectale ne dépasse guère 38 degrés.

Faciès mauvais, vomissements presque continus.

Laparotomie iliaque faite par M. Poncet ; péritonite généralisée suppurée avec liquide sanieux particulièrement fétide.

L'appendice présente une double perforation. Drainage par la plaie.

Mort vingt-huit heures après l'opération.

M. Poncet nous a cité également plusieurs autres observations, le malade ayant été emporté dès les premiers jours de la maladie par des accidents appendiculaires se rattachant certainement à une appendicite perforante ; mais l'opération n'ayant pas été pratiquée, et ce diagnostic comfirmé par un examen direct de l'appendice, nous n'avons pas cru devoir, dans notre thèse, utiliser de telles observations.

Les faits de ce genre sont, nous en sommes convaincu, loin d'être rares, et lorsqu'on parle de malades, d'enfants surtout, ayant succombé dans l'espace de quatre-vingt-dix-sept jours avec des accidents péritonéaux, il y a de très grandes chances pour que la mort doive être attribuée à une appendicite perforante aiguë. Cette opinion est du reste corroborée par les autopsies qui ont été pratiquées en pareil cas, et dans lesquelles ont a précisément trouvé une perforation de l'appendice. M. Poncet nous a en effet cité des cas hospitaliers considérés et envoyés à l'hôpital comme des occlusions intestinales aiguës et qui à l'autopsie se sont trouvés précisément être des péritonites suppurées par perforation appendiculaire. Jusqu'à ces dix dernières années, alors que l'appendicite était mal connue dans son évolution et alors que l'appendice ne paraissait presque jouer aucun rôle en pathologie, des erreurs de diagnostic de ce genre étaient en effet la règle.

CHAPITRE III

RECHERCHES CLINIQUES SUR LA PHASE QUI PRÉCÈDE LA PERFORATION

Dans cette forme suraiguë d'appendicite, la rapidité avec laquelle se produit la perforation, l'immédiate généralisation de la péritonite et la nature des produits déversés dans la cavité abdominale sont des points de la plus haute importance.

Quelles sont donc les conditions qui favorisent la rapidité de cette perforation, la généralisation de cette péritonite, et à quels signes cliniques, avec la nature de l'épanchement, peuvent-elles donner lieu.

La perforation de l'appendice est très commune ; elle peut être causée par des lésions tuberculeuses, l'entérite chronique, les ulcérations eberthiennes, des corps étrangers. Quant à son mécanisme, il est encore très discuté. Elle est attribuée à une ulcération provoquée par le calcul et se perforant, à une lésion ulcéreuse, par compression des vaisseaux, à un éclatement dû à la distension de l'appendice par les mucosités, enfin à un processus infectieux.

Roux (de Lausanne), qui a expérimentalement étudié la

question, conclut que le corps étranger ne suffit pas pour produire la perforation, et qu'il y a quelque chose de surajouté. Il pense qu'à l'occasion d'un rhumatisme, d'un refroidissement, la muqueuse devient turgide, s'embroche sur le corps étranger, et les troubles circulatoires qui en résultent déterminent la gangrène et la perforation.

Cette perforation paraît donc être en rapport avec le volume du corps étranger; elle sera d'autant plus rapide et fatale que la compression exercée sur les vaisseaux sera plus brusque et plus complète.

Les signes cliniques ne permettent pas de nous rendre compte du volume du corps étranger. Peut-être les rayons Rœntgen pourraient-ils être de quelque utilité, montrer le calcul ou la perforation menaçante. Nous n'en avons pas fait l'expérience.

Pour que la péritonite se généralise rapidement, une condition paraît nécessaire, c'est la liberté de l'appendice dans la cavité abdominale. Dans ces conditions, en effet, des adhérences protectrices s'établiront plus difficilement, les anses intestinales viendront prendre peu tour à tour, et la grande séreuse, offrant sa large surface à l'absorption, participera bientôt tout entière à l'inflammation. Cette direction descendante interne de l'appendice est la plus fréquente, d'après M. Testut; aussi n'affirmons-nous point qu'une péritonite diffuse soit la suite fatale d'une inflammation de l'appendice en cette position.

Mais une conséquence que l'on peut déduire a priori de cette situation de l'appendice, c'est que la palpation ne décélera point la tumeur classique de l'appendicite.

On ne peut pas sentir l'appendice lorsqu'il est seul en cause; il faut pour percevoir de l'empâtement, un plustron, une tumeur, que l'appendice soit relevé au-devant du cæcum, enroulé autour de l'intestin grêle, relié à une masse importante d'épiploon. Ces organes participent alors à l'inflammation, les exsudats du péritoine voisin s'organisent, et cette réunion de l'intestin, de l'appendice congestionnés, des adhérences et des exsudats forme une tumeur perceptible à la palpation. Une exploration digitale, un toucher rectal ou vaginal négatif indiqueront donc plutôt que l'appendice se trouve dans la situation la plus favorable à la généralisation de la péritonite.

Mais supposons encore, avec une situation quelconque de l'appendice, que la perforation survienne très rapidement et que les produits d'inflammation soient très septiques, comme c'est le cas dans la forme qui nous occupe : les adhérences n'auront pas le temps de se former, de limiter le mal, le pus déversé dans la cavité péritonéale ne s'enkystera pas, et l'on ne trouvera pas à la palpation cette tumeur limitée qui ne manque jamais dans les appendicites à type péritonitique moyen.

On nous objectera peut-être qu'à défaut de cette tumeur liquide, constituée par un épanchement, on trouvera sans doute la tumeur stercorale, le boudin fécal de l'ancienne typhlite.

Cette conception du boudin fécal paraît avoir été produite pour expliquer l'inflammation cæcale, alors que l'appendicite n'existait pas encore. Nous savons, aujourd'hui, qu'il n'est pas cause, mais effet de l'affection, et qu'il est dû à la parésie réflexe du gros intestin. Nous pourrions supposer que la rapidité de la maladie ne donne pas à la tumeur le temps de se former, mais bien des auteurs des plus compétents nient catégoriquement son existence.

M. Talamon écrit que « cette tumeur décrite comme une masse allongée, cylindrique, mate, moulant la forme du cæcum, n'existe pas dans l'immense majorité des cas. Cette tumeur stercorale est une rareté, quand elle n'est pas une illusion créée et entretenue par une idée préconçue ».

C'est aussi l'avis de M. Potherat qui, sans nier absolument l'existence du boudin, reconnaît que le plus habituellement il n'existe pas à la palpation, qu'il y a là une « simple apparence » due à l'état de la paroi abdominale. M. Routier n'a jamais perçu cette tumeur stercorale.

Mais dans la simple colique appendiculaire, il n'y a pas lieu non plus de trouver une tumeur.

Le diagnostic différentiel de ces deux formes se fera d'après l'évolution des accidents. Les symptômes, d'une intensité variable, sont toujours de courte durée, lorsqu'il s'agit d'appendicite pariétale, et spontanément ou à l'aide de quelque moyen calmant, tout rentre dans l'ordre au bout de douze, vingt-quatre à trente-six heures. Et à supposer que la colique appendiculaire ait duré quelques heures de plus, le diagnostic aura son utilité, car il permettra d'intervenir avec encore quelques chances de succès dans la forme grave.

Il est aisé de vérifier l'exactitude de ces déductions dans les observations qui précèdent. On verra qu'il n'y est jamais parlé de tumeur limitée dans la fosse iliaque ; tout au plus, trouve-t-on une sensation d'empâtement. Et cette absence de tumeur, si facile à expliquer, nous semble être un bon signe que la péritonite généralisée est à craindre.

La comparaison des autres symptômes de la phase qui précède la perforation ne donne pas des résultats absolument positifs.

La douleur est très variable dans les diverses appendicites; elle peut être intense dans les cas bénins et peu marquée dans ceux qui doivent se terminer par la mort. On pourrait penser cependant que la crise douloureuse étant terminée dans la colique appendiculaire, par le rejet du corps obstructeur hors du diverticule, il doit s'en suivre un soulagement absolu, une sensation de bien-être parfait, comme dans la colique hépatique, la colique néphrétique, et que, dans le cas contraire, la rémission douloureuse doit être moins complète.

La douleur débute ordinairement dans la fosse iliaque droite, au point précis de Max Burney, d'où elle irradie à l'abdomen tout entier. Cette généralisation de la douleur nous a paru exister surtout dans les formes graves d'appendicite, lorsque la péritonite s'étend à toute la cavité abdominale. L'opération faite à ce moment a toujours montré l'appendice perforé. Il ne faut pas, pour conclure à la perforation de l'appendice, attendre toujours la crise douloureuse classique; mais lorsque la douleur, d'abord bien localisée du point habituel, se diffuse à tout l'abdomen, lorsque la palpation la plus légère devient impossible, même avec un ventre plutôt rétracté, il y a lieu de craindre la péritonite généralisée et ce signe devient pour nous une indication opératoire nouvelle.

Les troubles digestifs, très variables, sont constitués dans les diverses formes par de l'embarras gastrique, des vomissements, de l'inappétence, de la constipation ou de la diarrhée. Cette dernière serait plus habituelle dans les cas d'appendicite infectieuse. Le météorisme qui est plutôt l'apanage des formes moins graves n'a pas encore apparu.

Les observations précédentes montrent chez tous les malades, sinon des vomissements continuels, au moins un état nauséeux constant dont ils se plaignent beaucoup. Dans quelques cas, cet état nauséeux est très marqué ; il semble que ce soit précisément dans ces cas que la terminaison fatale se soit plus volontiers produite (obs. I, II, III, IV, V, VI, VII).

Dans la colique appendiculaire, avec douleurs intenses, les vomissements peuvent acquérir une fréquence considérable et des caractères alarmants, mais ils peuvent manquer quelquefois, et, le vomissement effectué, la nausée disparaît ; dans l'appendicite grave, leur absence est exceptionnelle et très souvent des nausées persistantes les relient l'un à l'autre.

La fièvre n'existe pour ainsi dire pas dans la première période. La température dépasse rarement 38 degrés, et encore cette ascension se produit-elle surtout dans la phase péritonitique avec un épanchement purulent. Le plus souvent la courbe thermique oscille entre 37 et 38 degrés, quelquefois même elle descend au-dessous de la normale.

Cette athermie est constante dans l'appendicite, et elle est manifeste dès le début, avant que la perforation n'ait amené la chute brusque que l'on connaît. Certains auteurs paraissent lui attacher une importance considérable[1]. Elle ne nous paraît pas être par elle-même d'un puissant secours pour le diagnostic, mais elle est intéressante à étudier dans ses rapports avec le pouls. Dans toutes les observations que nous avons eues sous les yeux, en

[1] Potherat, *Journal des Praticiens*, 10 avril 1897.

regard d'une température sensiblement normale, est notée
une accélération considérable des battements cardiaques.
Le pouls est petit, faible, fuyant et on compte 110, 130,
140 pulsations par minute. Cette dissociation des tracés
thermique et sphygmographique semble être surtout l'apanage des formes infectieuses, et sa constatation doit faire
augurer très mal de l'évolution de la maladie.

Mais il est un autre symptôme sur lequel nous devrons
appeler l'attention, symptôme qui se produit au début, et
nous paraît présenter une importance considérable

La rapidité de diffusion de la péritonite est en rapport
avec la quantité et la nature des produits déversés dans la
cavité péritonéale. Il semble que la cavité appendiculaire,
à parois presque inextensibles, et d'une capacité si faible
à l'état normal, ne doive pas déverser rapidement une
grande quantité de matières dans le péritoine. Il faut donc,
pour expliquer cette évolution foudroyante de l'appendicite,
invoquer la septicité des produits microbiens. Et vérita-
blement, alors que le péritoine est capable de résorber
victorieusement une collection purulente quelquefois considérable, fait plusieurs fois constaté, pour qu'un épanchement peu abondant comme celui qui accompagne d'ordinaire la forme suraiguë provoque si rapidement la mort,
il faut que cet épanchement présente des propriétés particulièrement violentes.

Notre intention n'est pas de faire entrer la variété
d'appendicite qui nous occupe, dans la forme infectieuse
qui fit le sujet de l'excellente thèse de Margery (1892), et
qui évolue sans perforation, mais il entre certainement
un élément septique très important dans la forme suraiguë perforante.

Et la nature infectieuse de l'affection se traduit, dès le début, à l'inspection du malade, par un visage particulièrement fatigué. Dès le début, en effet, l'élément infectieux existe et se répand dans la cavité péritonéale à travers les parois appendiculaires. Il y a déjà péritonite avant la perforation. La séreuse, que des adhérences n'empêchent pas de se déployer, développe toute sa surface d'absorption.

Ce qui frappe le chirurgien dans la plupart des observations que nous rapportons, c'est le facies péritonéal du malade. La coloration de la peau n'est pas franche. Les traits sont tirés, les yeux excavés, cerclés, les pommettes, les lèvres sont légèrement cyanosées.

Qu'on relise la plupart des observations précédentes, et l'on verra que le seul signe qui ait décidé l'intervention est le facies péritonéal. Il arrive fréquemment que les signes locaux sont peu accusés, douleurs nulles ou à peine marquées, peu ou pas de ballonnements, absence plus ou moins complète des vomissements, température normale, et malgré cet ensemble peu alarmant, le visage est tiré, grippé, anxieux, « cela sent la péritonite ». Que l'on ouvre le ventre alors, on trouve l'appendice perforé, et le péritoine en pleine absorption des produits septiques.

Ce facies péritonéal ne constitue pas certainement un signe positif; il sera plus ou moins perceptible aux yeux des divers chirurgiens; néanmoins tel qu'il est, il nous semble qu'on doit le rechercher et en tenir compte.

Il est à remarquer que la plupart de ces cas d'appendicite suraiguë ont trait à des adultes ou des adolescents robustes, ayant rarement souffert de crises antérieures. Ces poussées auraient eu pour effet la production de fausses membranes protectrices, et les produits de la perforation se trouveraient dans ces cas naturellement enkystés.

C'est donc surtout en face d'une première crise d'appendicite, chez un adolescent en dehors de troubles intestinaux antérieurs qu'il faudra se tenir sur ses gardes.

En résumé, dans la première période d'une appendicite suraiguë perforante, nous trouvons seulement quelques symptômes qui puissent faire soupçonner la gravité de l'affection, un pouls petit, rapide, en disharmonie avec une température normale ou même au-dessous de 37 degrés, des vomissements ou un état nauséeux persistant, la diffusion de la douleur à l'abdomen tout entier, l'absence de tumeur iliaque indiquant la liberté de l'appendice dans la cavité abdominale, disposition favorable à une généralisation rapide de la péritonite consécutive, enfin un faciès péritonéal, indice d'une intoxication commençante.

La coexistence de ces signes et des symptômes habituels, après une période de douze à vingt-quatre heures, chez un sujet robuste, indemne jusque-là d'accidents de ce genre, permet de supposer avec quelque raison que l'on est en présence d'un cas redoutable d'appendicite suraiguë perforante.

CHAPITRE IV

TRAITEMENT

Indications. — Il est indubitable que, dans cette forme foudroyante d'appendicite une intervention chirurgicale s'impose, et une intervention hâtive : la vie du malade est à ce prix.

Aussitôt que l'on aura reconnu la redoutable affection, il faudra mettre habit bas et saisir le bistouri, et cela surtout lorsque la péritonite sera évidente. Quelques interventionnistes hésitent cependant sur le moment précis où l'on devra opérer. La péritonite, disent-ils, n'est jamais certaine, et nombreux sont les cas où le péritoine réagit violemment sans être directement en cause, où l'on ne peut distinguer le péritonisme de la péritonite.

Mais les cas sont rares en réalité où ce diagnostic différentiel n'est pas possible. Il faudra rechercher avec soin la paralysie du diaphragme et l'accélération du pouls, signes de péritonite ; enfin l'évolution plus rapide du péritonisme sera un bon signe diagnostique. Et à supposer même que ce diagnostic reste en suspens, cela ne nous semble pas une contre-indication suffisante à l'opération.

Quelques chirurgiens font des réserves et estiment qu'une intervention est inutile dans la forme septique de la péritonite généralisée. Jalaguier pense que le pouls atteignant ou dépassant 130, en même temps qu'il est irrégulier et fuyant, la température étant normale, mieux vaut s'abstenir : la mort est inévitable. Talamon, contrairement à ce qu'il pensait autrefois, ne croit plus à l'utilité de l'intervention immédiate, car « elle risque de faire généraliser une péritonite localisée ». Nous répondrons à ces auteurs que les statistiques montrent des succès dans tous les cas et qu'un bon manuel opératoire permet de ne pas détruire des adhérences existantes.

W. Meyer (*Med. Record*, 1896) a opéré 9 malades de péritonite diffuse ; 4 dans les douze premières heures qui ont suivi la perforation ; 3 ont guéri, 5 ont été opérés plus tard ; tous sont morts. Houzé (Paris 1896) nous donne la statistique suivante de laparotomie pour péritonite diffuse par perforation de l'appendice :

Quénu	1 succès sur 2 cas.
Berger. . . .	1	—	6 —
Schwartz . . .	1	—	5 —
Jalaguier . . .	4	—	22 —
Richardson . . .	9	—	32 —
R. Abbe . . .	3	—	7 —
Sonnenburg . . .	0	—	12 —
Meyer	3	—	9 —
Fenger . . .	1	—	11 —
Mikulicz . . .	2	—	11 —
Mac-Burney . .	14	—	24 —

Cette statistique serait plutôt défavorable à l'intervention, si l'on ne considérait que certains chirurgiens, tels que Sonnenburg opèrent trop tardivement. On remarquera aussi que les succès nombreux appartiennent aux Américains, partisans déclarés de l'intervention hâtive.

Il faut opérer le plus tôt possible. L'opération n'a pas de gravité par elle-même, mais seulement par les lésions qu'elle veut combattre, et lorsque les malades succombent, ce n'est pas parce qu'ils ont été opérés, mais parce qu'ils l'ont été trop tard. Nous sommes d'avis qu'il faut opérer tant qu'il reste une lueur d'espoir et ne s'arrêter que devant le collapsus terminal, car une laparotomie exécutée rapidement, avec toutes les précautions accoutumées, est une opération qui fait en somme courir peu de risques au malade et dont celui-ci a tout à attendre. Il suffit de lire les observations II, III, IV, V, etc., toutes celles enfin où la guérison a été obtenue, pour être convaincu que les malades auraient péri si l'opération n'avait pas été faite hâtivement, si elle avait été ajournée seulement de quelques heures.

C'est aussi l'opinion de Roux. « L'incision sera faite au plus tôt, où que ce soit, par qui que ce soit. Elle appartient au domaine de la chirurgie courante, au même titre que la herniotomie. »

Manuel opératoire. — On a proposé un grand nombre d'incisions de la paroi abdominale.

Jalaguier, Quénu et beaucoup de chirurgiens font la laparotomie médiane sous-ombilicale.

Peyrot préconise une incision de douze centimètres dans chaque fosse iliaque, analogue à celle de la ligature de l'iliaque externe.

[1] Peyrot, *Bull. Soc. chir.*, mars 1807.

Legueu[1] paraît plutôt partisan d'une incision dans la fosse iliaque droite à laquelle, suivant les besoins, il ajoute une incision médiane.

Israël[2] fait une large incision en croix à la paroi abdominale et recouvre ensuite l'intestin avec un gros tampon de gaze. Ce procédé assure le mieux l'évacuation des liquides septiques contenus dans la cavité abdominale. M. Nové-Josserand l'a expérimenté une fois sans succès, dans un cas désespéré, mais il lui reconnaît l'avantage que lui attribue son auteur.

MM. Routier et Roux font d'ordinaire la laparotomie latérale dans la fosse iliaque droite. C'est aussi l'incision préférée par M. le professeur Poncet.

Cette incision paraît être la plus avantageuse. Elle évite la généralisation de la péritonite, au cas toujours possible, où celle-ci serait encore partielle. Elle permet de tomber immédiatement sur l'appendice, et de se rendre un compte exact des lésions.

L'incision aura 8 à 10 centimètres de long pour permettre, s'il y a lieu, l'introduction des doigts dans l'abdomen. Une fois l'incision faite, on laissera la collection purulente s'écouler d'elle-même, et l'intervention se bornera là.

S'il y a des adhérences, il est indiqué de les respecter et d'attendre les résultats de l'évacuation du pus. Si les symptômes persistent, on sera autorisé à aller à la recherche de la collection purulente par l'incision déjà faite ou à l'aide de la laparotomie médiane.

---

[1] Legueu, *Monographie sur l'appendice*, mars 1897.
[2] Israël, *Congrès chir. allem.*, 1897.

L'exploration minutieuse de la cavité abdominale, faite de propos délibéré (Mickulicz, Jalaguier, Nélaton), offre en effet beaucoup de dangers; elle expose à la rupture d'adhérences, à la blessure d'anses intestinales, et le drainage peut suffisamment servir de voie d'appel.

La résection de l'appendice n'est pas absolument nécessaire à la guérison[1]. Aussi la plupart des auteurs suivent-ils la même ligne de conduite : si l'organe est facilement accessible et non adhérent, si sa résection ne nécessite pas une longue manipulation du péritoine et de l'intestin, on l'enlèvera selon les règles habituelles.

Dans la grande majorité des cas, l'appendice vient sous le doigt, volumineux, libre d'adhérences, et l'extirpation en est aisée.

Reste la question du lavage du péritoine. Il est bien tentant d'entraîner mécaniquement au dehors le pus, les microbes et leurs toxines. Aussi la plupart des chirurgiens en sont-ils partisans convaincus (Cordier, Hadra, Barling, Gould, Berger, Jalaguier, Delbet, Legueu). Ils emploient d'ordinaire de l'eau bouillie, de l'eau boriquée, ou mieux du sérum artificiel qui aurait l'avantage de soutenir les forces du malade.

Mais le lavage a une action irritante sur l'épithélium péritonéal. Le brassage de l'intestin, du péritoine, favorise l'absorption ultérieure des produits toxiques; il peut en outre provoquer le détachement d'adhérences et favoriser ainsi la diffusion du processus infectieux sur toute la

[1] Les recherches d'Olivier (th. Lyon, 1808) montrent que les résultats éloignés sont aussi satisfaisants quand on n'a pas réséqué l'appendice.

surface du péritoine (Poncet, *Revue de chirurgie*, 1892).
Les accidents dont il peut être le point de départ ne
paraissent en somme pas suffisamment balancés par ses
avantages. Aussi nous contenterons-nous d'un drainage
bien établi.

On pourra se servir de mèches de gaze stérilisée qui
ont l'avantage de ne pas irriter le péritoine comme les
tubes de caoutchouc (Mickulicz), mais qui ont le défaut
capital de s'opposer à l'écoulement rapide des liquides par
leur imbibition, occasionnant ainsi de la rétention. Les
drains de caoutchouc permettent un écoulement constant
des liquides, et l'on peut d'ailleurs entourer leur extrémité abdominale d'une mèche de gaze, afin d'éviter leur
action irritante sur le péritoine.

M. Jalaguier à qui nous empruntons cette manière de
faire, entoure également de gaze l'orifice extérieur des
drains afin de provoquer par capillarité un appel des liquides péritonéaux.

Nous rejetterons donc le tamponnement à la gaze iodoformée, et placerons dans l'angle inférieur de la plaie
rétrécie par quelques points de suture, ou comblée avec
de la gaze, un gros drain de caoutchouc.

Ce drain sera cependant insuffisant, car il n'assurera
pas l'écoulement des liquides qui tendent toujours à s'amas-
ser dans le petit bassin. L'incision du cul-de-sac posté-
rieur du vagin permet, chez la femme, de compléter l'opération. Chez l'homme, il ne faut pas songer à ouvrir le
rectum, ce serait s'exposer à augmenter l'infection péritonéale. M. Jaboulay a utilisé dans ce but la voie ischio-
sacrée. On fait une incision longitudinale le long d'un des
bords du sacrum et, après avoir coupé le grand fessier, le

grand ligament sacro-sciatique à son insertion sacrée, on arrive sur le Douglas en contournant le rectum. Un tube de caoutchouc placé dans cette incision drainera d'une manière très efficace la partie la plus déclive de la cavité abdominale. Ce procédé mérite d'être mis en usage.

CONCLUSIONS

I. Sous le nom d'appendicite perforante aiguë, nous décrivons cette variété d'appendicite de nature essentiellement infectieuse, et qui s'accompagne dans les trois ou quatre premiers jours après le début des accidents, d'une perforation de l'appendice en pleine cavité péritonéale, d'où la péritonite diffuse qui en est la conséquence.

II. La perforation appendiculaire est d'une extrême gravité ; sur 22 observations nous comptons 11 morts. D'après la pratique de M. Poncet, elle serait fatalement mortelle. Tous les sujets qu'il a en effet opérés dans de telles conditions ont été emportés sans que l'intervention chirurgicale ait paru enrayer la marche des accidents. Dans quelques cas même, il lui a semblé, quoique l'opération se fût bornée à une large incision rapidement menée avec drainage, opération des plus simples, que la mort ait été plus rapide. Suivant M. Poncet, les péritonites diffuses, d'origine appendiculaire, qui guérissent par la laparotomie, avec ou sans résection de l'appendice, sont les péritonites plus ou moins infectieuses sans gangrène, sans perforation de l'intestin, ainsi que son élève le Dr Margerey en a rapporté quelques exemples dans sa thèse (Lyon, 1892).

Si la péritonite appendiculaire par perforation peut être considérée comme toujours mortelle, on voit la grande importance d'une opération hâtive, pratiquée avant la perforation Malheureusement, les signes cliniques de l'appendicite perforante aiguë ne sont pas habituellement tels que l'on puisse diagnostiquer une semblable évolution. L'appendicite perforante a, en effet, une marche souvent insidieuse, elle peut avoir l'allure d'une appendicite de moyenne sévérité appelée à se terminer par la résolution. La température n'est d'aucun secours pour établir le diagnostic, mais on doit, d'après M. Poncet, redouter dès les premières vingt-quatre heures, et *a fortiori* dans les heures qui suivent, la perforation:

1° Lorsque le pouls est rapide, petit, en disharmonie avec la température rectale ;

2° Lorsque les vomissements et surtout l'état nauséeux persistent (chez quelques malades, en effet, les vomissements ne se produisent qu'après l'ingestion d'une certaine quantité de liquide, mais chez tous il existe des envies plus ou moins constantes de vomir);

3° Lorsque le facies est mauvais, pâle, étiré, en un mot donnant à un œil un peu expérimenté cet habitus péritonéal grave, auquel on ne se trompe guère ;

4° Lorsque le ventre est douloureux dans toute son étendue, alors même qu'il est plutôt aplati que ballonné ;

5° Enfin lorsque la palpation de la fosse iliaque, toujours douloureuse, ne révèle pas de tumeur appréciable se délimitant du reste de la cavité abdominale et laissant par cela même supposer un appendice flottant.

Lorsque l'on constate de tels signes, il faut, d'après M. Poncet, intervenir dans les trente premières heures. L'opération ne présente, en effet, par elle-même, aucun danger. Il faut aller par la laparotomie iliaque, à la recherche de l'appendice et l'enlever, suivant les règles habituelles. Dans plusieurs cas, M. Poncet, opérant ainsi, a trouvé l'appendice distendu, violacé, en imminence de sphacèle, et ses opérés ont guéri, malgré une péritonite diffuse existante.

En résumé, nous pensons que le traitement de l'appendicite aiguë doit être exclusivement préventif. Lorsque la perforation existe, il est malheureusement trop tard. Aussi préconisons-nous dans les formes tant soit peu douteuses au point de vue de l'évolution et en nous appuyant sur les symptômes ci-dessus indiqués l'opération rapide urgente. Nous nous conformons ici à l'opinion de M. le professeur Poncet, suivant laquelle on n'a jamais rien à perdre et le plus souvent tout à gagner en précipitant dans les appendicites l'intervention chirurgicale.

BIBLIOGRAPHIE

Talamon, Appendicite et pérityphlite, Paris 1892.

Poncet-Jaboulay, Intervention hâtive ou expectation dans l'appendicite (Mémoires et Comptes rendus de la Société des Sciences médicales, Lyon, 1892).

Poncet, Résection à froid de l'appendice (Gaz. hebd. de méd., Paris 1894); Pathogénie (Bull. Académie de Médecine, mai, 1896).

Moizard, De l'appendicite perforante suraiguë (Journ. de Méd. et de Chir. pratiques, Paris 1893).

Potherat, Appendicite suraiguë (Journal des Praticiens, 10 avril 1897).

Goullioud et Adenot, Mémoires Soc. Sciences médicales, Lyon, 1892; Lyon Médical, 1891.

Lejars, Un fait d'appendicite perforante suraiguë (France Médicale, Paris, 1890).

Margery, De l'appendicite infectieuse (Th. Lyon, 1897).

Dieulafoy, Bull. Soc. méd. des Hôp., Paris, 1896; Cliniques de l'Hôtel-Dieu, 1897).

Monod, Vingt-deux cas d'appendicite (Associat. Franç. de Chir., Paris, 1895).

Routier, Presse Médic., Paris, 1895.

Roux, Appendicite expérimentale (Associat. Franç. de Chir., Paris, 1895).

Schwartz, Diagnostic et traitement de l'appendicite perforante (Journ. des Praticiens, Paris, 16 nov. 1896).

Lavabre, Th. de Lyon, 1897.

De Rouville, Diagnostic et traitement des append. aiguës (Montpellier Médical, 1895).

Ricard, Perforation de l'appendice (Soc. de méd. et Chir. pratiques, 1894).

Houzé, Th. Paris, 1896.

Quénu, Société de Chir., 1897.

Reclus, *Semaine médicale*, 1898.

TABLE DES MATIÈRES

Lyon. — Imp. Pitrat Aîné, A. Rey Succ., 4, rue Gentil. — 17985

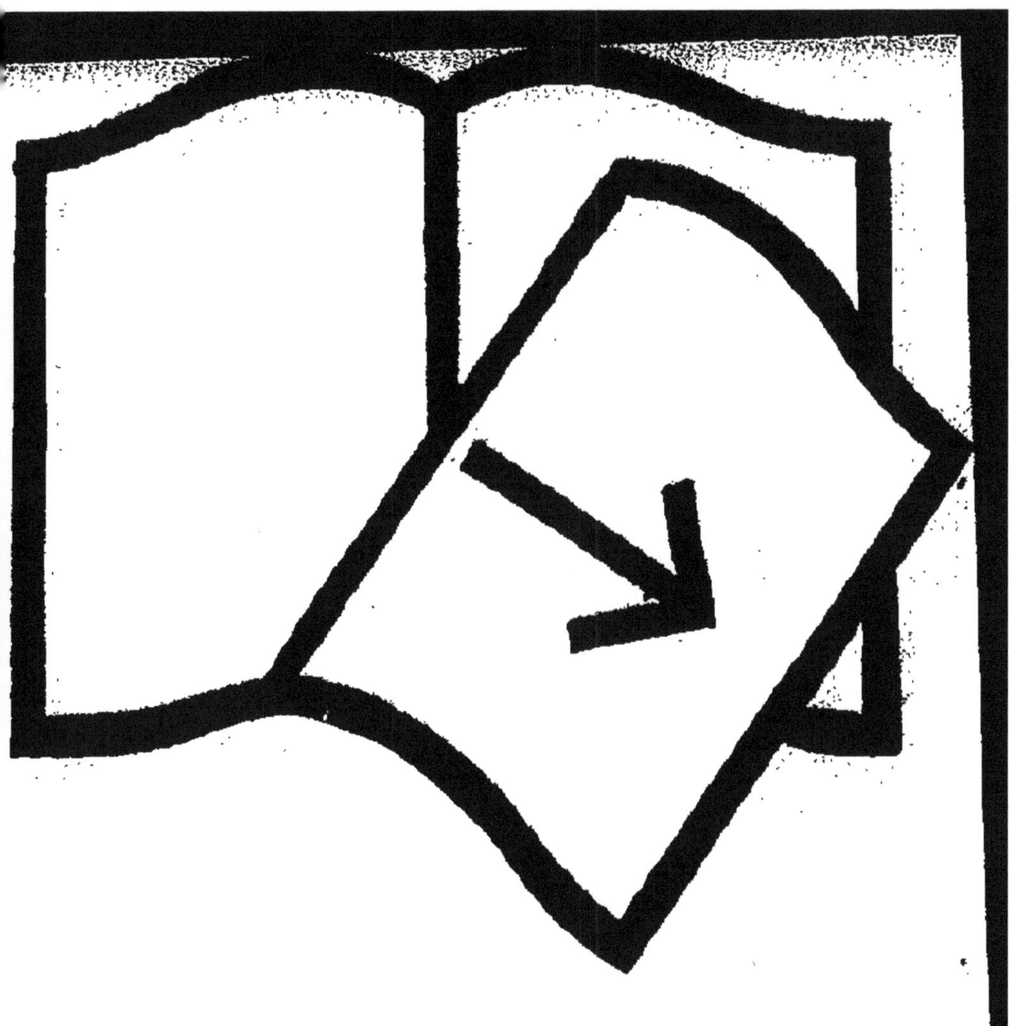

Documents manquants (pages, cahiers...)
NF Z 43-120-13

www.ingramcontent.com/pod-product-compliance
Ingram Content Group UK Ltd.
Pitfield, Milton Keynes, MK11 3LW, UK
UKHW022343130726
13694UKWH00006B/1177